背中を
ゆるめると
健康になる

犬飼奈穂
Naho Inugai

プレジデント社

はじめに

背中がゆるむと、人生が変わります。

突然、こんなことを話しても信じられないかもしれません。

でも、もしあなたが肩や腰などに慢性的な不調を感じているなら、「自分の背中」に目を向けてみてください。

私は、**背中をゆるめれば、体も心も健康になれる**ことを伝えたくて、この本を書きました。


肩や首が重い。

体があちこち痛む。

すぐ疲れる。

下腹がポッコリ。

お尻がたれて、太ももが太い。

猫背であごが出ている。

新しいことが面倒くさい。

イライラすることが増えた。


こんな不調やコンプレックス。

実は、「歳のせい」や「疲れのせい」ではなく、知らないうちに「背中が固くなっている」ことで引き起こされているのです。

「背中が固くなっている」と言っても、すぐにはイメージしづらいかもしれません。

具体的には、「体の後ろ側の筋肉=背中の筋肉」が、こり固まっている状態を指します。

多くの人は、日常生活で「体の前側」の筋肉ばかりを使っています。ものを掴む、パソコンやスマホの操作をする、料理をする、歩く……普段の生活では、残念ながら「体の後ろ側」の筋肉はほとんど動かせていないのです。動かせていないと、筋肉は固くなります。

日ごろは意識しない背中の筋肉ですが、人間の体の構造上、とても重要です。「広背筋《こうはいきん》」と呼ばれる背中の大きな筋肉の一つは、肩甲骨《けんこうこつ》や上腕、骨盤などに付着しています。この広背筋が固くなると、あらゆる不調を引き起こすと言っても過言ではありません。背中の周囲の筋肉が不自然に引っ張られるので、肩こりや巻き肩、腰痛、O脚などを誘発し、呼吸も浅くなります。筋肉が固くなると血流が滞り、リンパの流れも悪くなって、代謝も下がります。体はどんどん元気を失っていきます。

背中が固くなっているならマッサージや整体に行けばいいのでは？

こう思われるかもしれません。確かに一時的にはほぐれますが、施術をずっと続けない限り、すぐに元に戻ってしまいます。

「それなら自分で何とかしよう！」と、ジム通いやウォーキングに走りがちですが、ここにも落とし穴があります。それは、「がんばって運動する」ことです。

がんばって筋トレする。
がんばってストレッチをする。
がんばって胸を張って歩く。

すべて「健康にいい」とされていることですが、この「がんばること」が、健康への遠回りなのです。なぜなら、がんばって力を込めている状態というのは、本来、人間にとって自然な状態ではないからです。体に強い負荷がかかると、痛みや歪みを引き起こします。筋肉はさらに固くなってしまい、体の不調も改善しません。

それでは、どうすればいいのでしょうか？

大切なのは、体の緊張をほぐして、背中の筋肉を「ゆるめる」ことです。

ウォーキングスタジオを主宰し、これまで６０００人以上の生徒さんに直接指導してきた中でたどり着いた私の結論が、これです。

かつては私自身も、厳しい食事制限と運動でリバウンドを繰り返してきました。背中が固い状態のまま、どんなにストイックに運動をがんばっても効果は出ませんでした。体形のコンプレックスは改善されず、肩こりや腰痛もひどくなる一方。

でも、あることがきっかけで、体がどんどん変わっていくことを体感しました。それは「余計な力を入れずに、ラクに立ち、ラクに歩く」という姿勢と歩行の指導者との出会いでした。

ただラクに立ち、ただ心地よく歩くということを意識するだけで、こり固まっていた体がゆるみ、本当に軽くなっていったのは衝撃でした。悪化する一方だった腰痛が1か月でなくなり、猫背や巻き肩も改善したのです。それだけではなく、将来的には手術が必要と言われていた臼蓋《きゅうがい》形成不全や、足が痛くて歩けなかったモートン病も解消しました。首こりや肩こりも軽くなり、O脚も改善していくという大きな手ごたえを得ることができました。

ウォーキングのインストラクターとして活動しながら、体の基本的構造や機能をさらに学び、独自に応用を重ねるうちに、背中側の筋肉をたくさん動かしながら歩くことが、いかに人間の体にメリットを与えるかを発見しました。

背中がゆるむと、骨は本来の正しいポジションに戻ります。無理やり戻すのと違い、勝手に戻ってくれるのです。それまで動かせていなかった筋肉が動かせるようになります。自然と呼吸は深く安定し、血流やリンパの流れも改善し、さらに背中がゆるんでいく。この良いスパイラルの中で、体が整い、不調が改善していくのです。

背中側の筋肉をたくさん動かしながら歩くこと。

これこそが、健康な体を手に入れるための一番の近道だと感じています。わざわざストレッチやトレーニングをしなくても、歩きながら自然に背中を動かすことで、ゆるんだ状態をキープすることができます。

この本では、座る、立つ、歩くというそれぞれの日常動作を通じて、固くなった背中をラクにゆるめていく方法を紹介していきます。日常の動作なので無理なく体をケアすることができるし、自分の体と向き合うことでリバウンドしにくい体を作っていくことができるのです。

私はいわゆる教科書的な「正しい歩き方」ではなく、「心地よい歩き方」を探求し、不調やコンプレックスに悩む多くの人を指導しています。胸を張って力強く、颯爽と歩く必要はありません。「ラクかどうか」がとても重要です。**ラクだからこそ、健康になれるのです。ラクだからこそ、美しく見えるのです。このことを忘れないでください。**がんばらなくて大丈夫です。

心地よく歩きながら背中をゆるめ、健康と美しさを手に入れましょう。

たらこうなった！

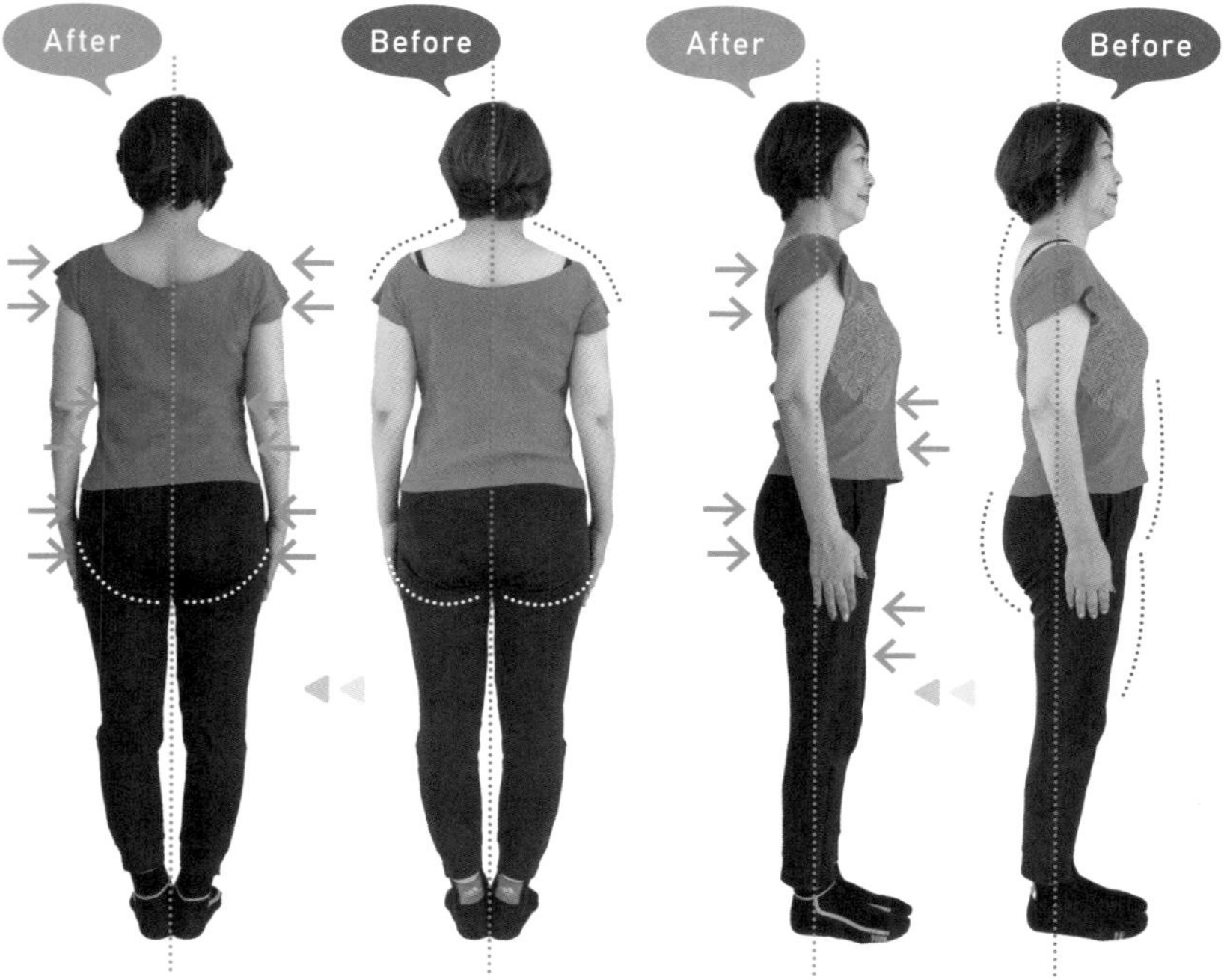

M・Yさん　(53歳　女性)

お腹まわりもお尻もスッキリ！

お腹がぽっこりで下半身にコンプレックスがありました。犬飼さんの指導ですきま時間に背中をゆるめるケアを取り入れると、まず息がたくさん吸えるようになりました。重心が上がってバストアップしたほか、ずっと悩んでいたぽっこりお腹が解消し、外側に広がっていた太ももやお尻もスッキリ。スーツが2サイズもダウンしました！

背中をゆるめ

背中をゆるめることで、体形がすっきりとスリムになり、痛みや張りなどの違和感も解消されました。

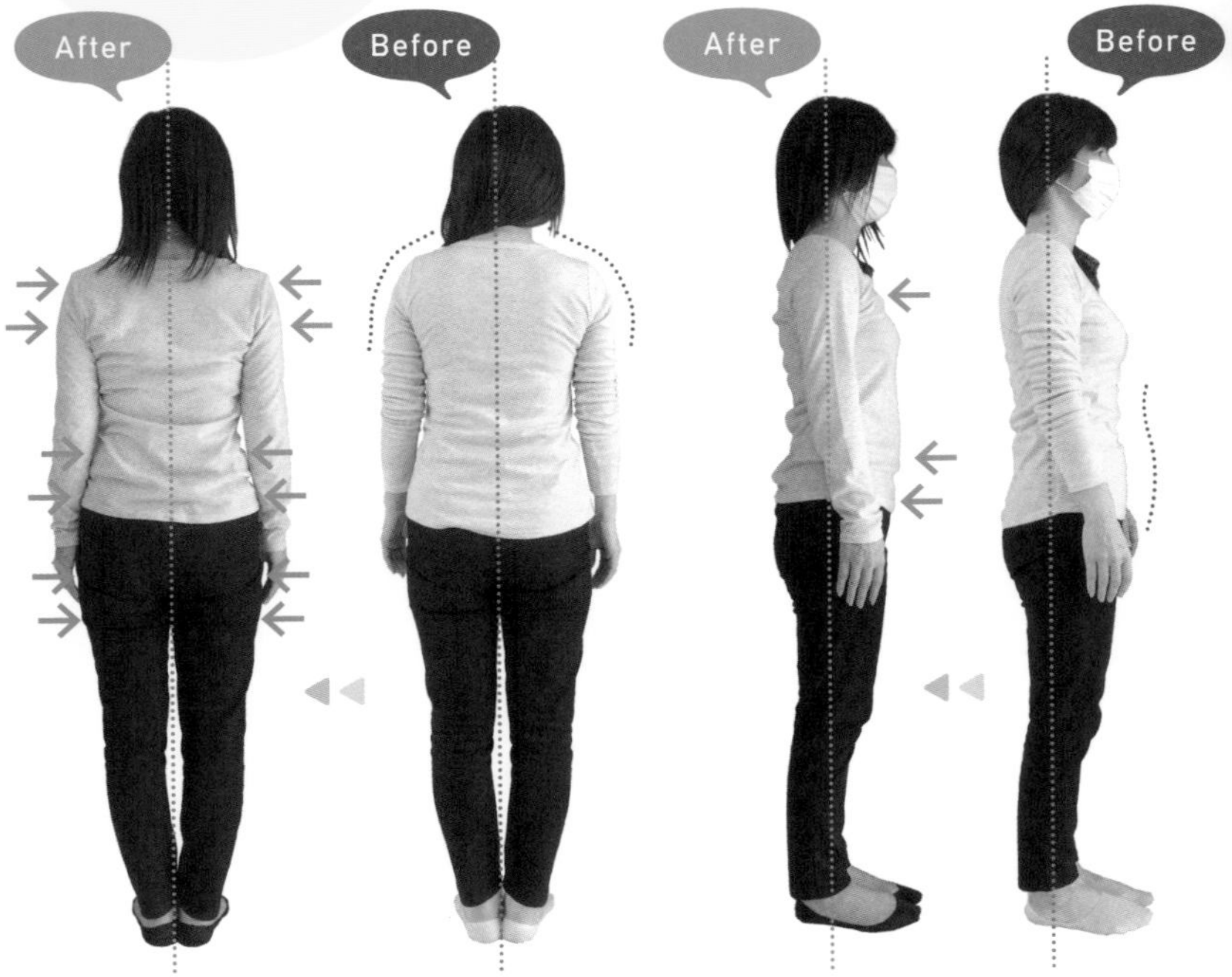

H・Iさん　（48歳　女性）

日常的な痛みや張りが解消！

足腰に痛みやしびれがあり、歩くことがとてもストレスになっていました。首に強い痛みも感じていました。背中をゆるめるケアの後は、すぐに首や肩まわりがラクになったことに感動しました。腕のねじれや巻き肩も自然に改善され、「ラクに息が吸える！」という感覚に驚きました。足の違和感も自分で調整できるレベルになり、もう整体に通わなくてもよくなりました！

背中をゆるめると健康になる

目次

2章

今すぐゆるめる10秒ほぐし

3章

背中をゆるめる「座り方」と「立ち方」

4章

背中をゆるめる「歩き方」

5章

背中をゆるめると人生が変わる

1章

背中をゆるめれば すべてが解決する

背中を見れば「本当の自分」がわかる

私は毎朝、鏡で自分の背中を見ています。

「今日も肩甲骨がしっかり出ているな」「肩の位置がちょうどいいな」などとチェックしながら、その日のコンディションを把握するのです。

自分の顔や前から見た姿は鏡でしっかりチェックしていても、後ろ姿まで見ている人は少ないと思います。人は、前ばかり気にして生きています。でも、実は**後ろ姿にこそ、その人の本質が出てしまうものなのです。**

「背中で語る」という言い回しがあります。言葉には出さずとも、生き様や生きる姿勢が後ろ姿からにじみ出ている、というニュアンスで使われます。

私はこれを少し変えて、「背中は語る」と言いたいのです。

背中はその人について、多くのことを教えてくれます。なぜなら、背中は無意識で無防備だからです。

私は街中を歩いている人の背中を見るだけで、「体のメンテナンスをしていなくて、もったいないな」「この人は気持ちが内向きになりやすそうだな」ということが直感的にわかります。

背中が固くなると、背中全体が広がって大きく見えます。そして肩が内側に巻き込まれて、猫背になったり、あごが前に出たりしている人が多く見られます。

「人は背中から老いる」とも言われていますが、ふいに撮られた後ろ姿の写真を見て、「こんなに老けていたなんて」とショックを受けたという生徒さんの声をよく聞きます。

自分の背中を改めて見てみてください。背中が固いと、肩甲骨が埋もれて見えづらくなったり、背骨に沿った筋肉がへこんで溝のように見えたりするので要注意です。横から見たときに肩が前に出ていることも多いです。

力を込めてがんばるのは良いことではない

この本を読んでいるみなさんに、ぜひお願いしたいことがあります。
「体に力を込めて何かをがんばること」を、一度やめてみてください。
次のようなことに思い当たりませんか？

- 胸を張って歩く
- 下腹に力を入れてお腹を引っ込める
- お尻にキュッと力を入れて立つ
- ストレッチで思いきり筋を伸ばす
- 長時間パソコンの前に座り、肩を上げたまま作業する
- 気がつくと歯を食いしばっている
- やらなければいけないことを常に考えている

このどれもが、筋肉を固くしてしまう習慣だということを、まず覚えておいてください。**がんばる人は、筋肉が固くなっていることが多いのです**。

筋肉には、力を入れているときに固くなり、力を抜いたときに柔らかくなるという性質があります。

かくいう私もいわゆる〝スポ根世代〟で、「力いっぱいがんばることが良いことなんだ！」とずっと思い込んできました。ジムや姿勢改善のインストラクターからも、肩甲骨をグッと寄せて胸を張り、がんばって「良い姿勢」をキープするよう、繰り返し指導されてきました。

でも、人間にとって、**力を入れ続けることは決して自然な状態ではありません**。疲れる動作や姿勢は長続きしませんし、力を込めていることが原因で体に余計な負荷をかけ、不調を訴えている人も実際に多いのです。

筋肉は、ゆるんだり縮んだりすることで、ポンプのような働きをして、血液やリンパ液を流しています。細胞のすみずみまで酸素や栄養を届けたり、老廃物や余分な水分を回収したりするのに、筋肉の動きはとても重要です。

ところが、**体に力を込めて筋肉が緊張した状態が続くと、筋肉が弾力性やしなやかさを失ってしまいます**。筋肉は一時的に「固い」状態から、常時「固まった」状態になります。こうなると、自分ではリラックスしているつもりなのに、筋肉はゆるまず、固いままなのです。

筋肉のポンプ作用が働かなくなると、血液やリンパ液の流れが阻害され、酸素や栄養の運搬・老廃物の排出が滞ります。こうして、**疲れやすさやコリ、痛み、不快感などの不調が発生します**。

また、筋肉が固まって収縮すると、骨が引っ張られてしまいます。骨は本来の正しいポジションから外れてしまうので、スムーズに動くことができなくなり、動きも制限されます。

筋肉をゆるめてあげると、関節の可動域（動かせる範囲）が広がり、引っ

張られていた骨も自然と元の位置に戻ってくれます。本来あるべき場所に骨や筋肉があると、とても機能的に動かせますし、体もラクになります。スポーツでも仕事でも、力が抜けているときのほうがいつも通りのパフォーマンスができます。私が「がんばらないでほしい」とお伝えしているのは、このような理由からです。

後ほど詳しく紹介しますが、体に力を込めるだけではなく、「心」に力を込めることも、実は筋肉の固さにつながります。**「こうあらねば」「こうあるべきだ」と思い込んで思考が固くなると、筋肉も固くなります**。力を入れず、リラックスした状態でいることが大切なのです。

無理してがんばることが良いことではない。

むしろ、がんばらないほうがいい。

真面目にがんばる癖がついている人ほど、体も心も「ふ〜っ」とゆるめることを大事にしてください。

「胸を張った姿勢」はあらゆる不調を引き起こす

「姿勢を良くしましょう」と言われたら、どうやって立ちますか？

多くの人は、肩甲骨をグッと寄せて、胸を張ります。ピシッとしていて、一見、良い姿勢に見えます。

でも、実はこの**「胸を張る姿勢」は、さまざまな不調を引き起こしてしまう危険な姿勢なのです。**

空のペットボトルで例えてみましょう。体に負担のないラクな姿勢は、ストンとしたきれいなペットボトルの状態です。

ところが胸を張ると、その反動で腰が大きく反ってしまいます。ペットボトルがぐにゃりとつぶれて、歪んだ状態になります。

こうなると、体に力を込めないとバランスがとれません。ただ立つだけで、筋肉に必要以上の負荷がかかっている状態なのです。

この姿勢を続けてしまうと、**呼吸の質の低下、内臓機能の低下、肩こりや首こり、腰痛、スタイルの悪化などをもたらします**。「たかが姿勢で？」と、大げさに思われるかもしれませんが、詳しく紹介していきます。

まず、胸を張った姿勢をとると、呼吸が浅くなります。「胸腔《きょうくう》」という、肋骨《ろっこつ》や横隔膜《おうかくまく》などで囲まれた空間に左右の肺がおさまっているのですが、この胸腔がつぶれて、うまく広がらなくなってしまいます。

また、胸を張ると骨の位置はどうなるでしょうか。①肋骨は前につき出て、②背骨は反り、③骨盤は傾いた状態になります。

ペットボトルがいびつに歪んだ状態です。容器が歪むと、中におさまっている臓器が圧迫されます。つまり、内臓の働きが悪くなってしまうのです。胃が圧迫されると胃の不調に、腸が圧迫されると便秘に、卵巣や子宮が圧迫されると生理痛などにつながります。

胸を張ると、いかにも体がグーッと上に上がったように感じるかもしれません。でも、実際に体の中で起こっていることはその逆で、内臓は「上から下へ」押されてしまっているのです。

ペットボトルがきれいな形のとき、人間の背中はゆるやかなS字カーブを描いています。胸を張った姿勢をとると、腰が反って、S字カーブがきつくなります。**腰に過度な負担がかかるので、腰痛の原因になります**。また、**腰が反ると相対的にお腹がぽっこり出てしまいます**。

背中の筋肉の動きは大きく制限されるので、**背中の筋肉は次第に固くなり、しなやかさを失います**。血液やリンパ液の流れが悪くなって、**首や肩まわりのコリを引き起こします**。

「胸を張ってがんばる姿勢」は、体に良いことは一つもありません。疲れて、体に負担をかけて、スタイルも悪くなってしまう残念な姿勢です。

がんばって胸を張ってはいけない！

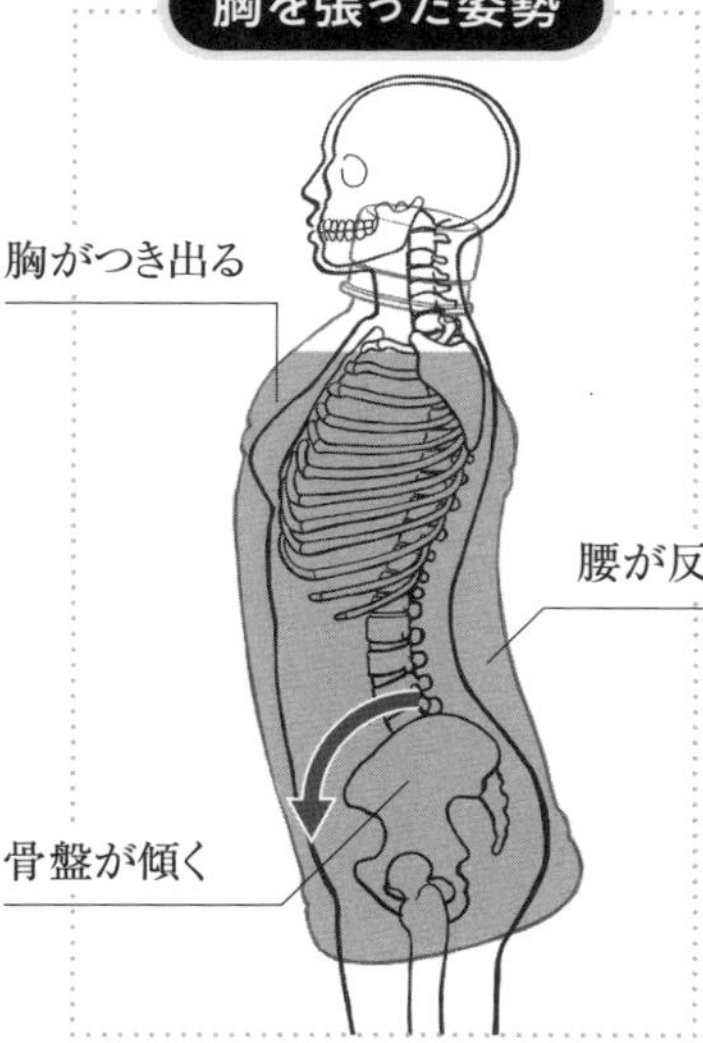

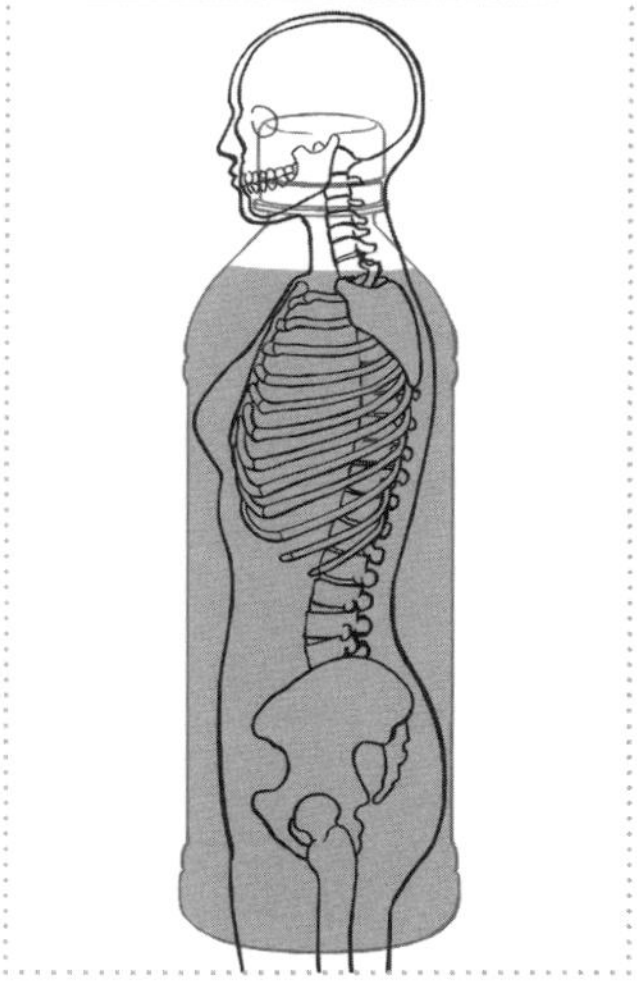

胸を張った姿勢	ラクで機能的な姿勢
力を入れないとバランスがとれない	筋肉に余計な力を入れなくてもいい
筋肉に余計な負荷がかかる	筋肉がゆるんだ状態を維持できる
筋肉の動きが制限され、固くなる	動かせる筋肉が増えて代謝が上がる
呼吸が浅くなる	呼吸の質が上がる
痛みやコリを引き起こす	内臓の働きが良くなる
内臓が圧迫されて機能が低下する	疲れにくい

痛みに耐えてストレッチをしても体は柔らかくならない

この本では、背中の筋肉をゆるめるための簡単な動きを紹介していきますが、いわゆる「ストレッチ」とは少し異なります。

軽いストレッチは筋肉をゆるめるために良いのですが、痛いのをがまんして、思い切り筋を伸ばすようなストレッチは、今すぐやめてください。

ストレッチで筋肉は柔らかくなりません。むしろ、**筋肉が固い人ほど、無理に伸ばすとさらに固くなってしまいます**。固くなった筋肉を無理に伸ばしたり、伸ばしたまま静止させたりすると、筋肉に大きな負荷がかかります。筋線維が傷ついてしまい、修復する際にさらに固くなるからです。

そもそも、なぜ、人の体は固くなってしまうのでしょうか？

筋肉をずっと動かさずにいたり、逆に負荷をかけすぎたりすると、筋肉が縮みっぱなしの状態になってそのまま伸縮性を失います。ストレスや脳の疲労、栄養不足や睡眠不足などでも筋肉は固くなります。

こうして柔軟性が低下してこわばった筋肉が、関節の動きを制限してしまいます。これが、いわゆる「体が固い人」の状態です。

柔らかな体を手に入れるためには、**固くなった筋肉をゆるめ、関節の可動域を広げることが大切です。**

「猫背」を例に説明します。

猫背は背中が丸まり、肩が内側に入ってしまっている状態です。これを改善しようと、多くの人は、肩甲骨をグーッと寄せて、力ずくで胸を張るようなストレッチをします。丸まっているのを逆方向に伸ばすような動作ですね。

でも、残念ながらこれで猫背は治りません。

猫背も、筋肉が固くなることで引き起こされているからです。

大胸筋《だいきょうきん》という胸の筋肉が固くなって縮まると、腕の骨が内側に引っ張られます。腕は内側にねじれるので、巻き肩になります。固くなった胸や腕の筋肉は、背中の筋肉を前に引っ張ります。

すると、**背中の筋肉はどんどん前に引っ張られながら固くなっていきます**。筋肉が固くなると、周囲の骨が筋肉に引っ張られてしまいます。骨は本来の位置に戻れなくなります。これが、猫背の状態です。

筋肉が固まった状態でどんなにストレッチをして筋肉を寄せても、骨が正しいポジションに戻ってくれることはありません。筋肉が固くなることで、関節の可動域が狭くなっているからです。

巻き肩や猫背を改善するには、胸や背中の筋肉をゆるめることが必要です。筋肉をゆるめることで、肩甲骨の可動域が広がって肩が開くようになります。がんばって時間を作って、わざわざストレッチをするよりも、歩きながら全身の筋肉を動かしたり、座りながら小まめに筋肉を動かしたりするほうが、効果的にゆるめることができます。結果、可動域も広がります。

猫背の状態と巻き肩

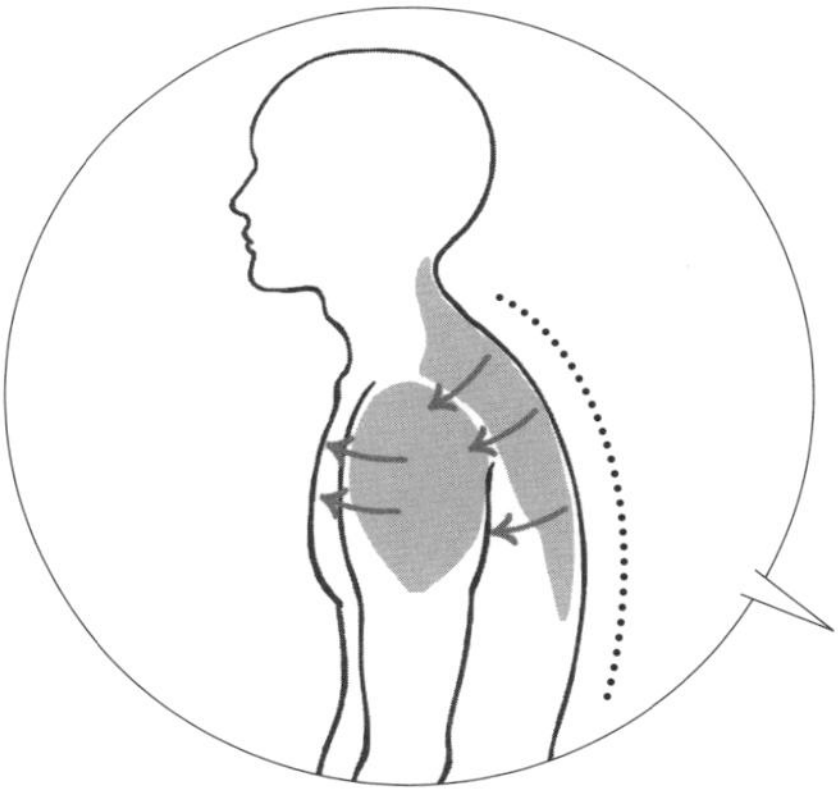

腕や背中の筋肉が前に引っ張られながら固くなり、周囲の骨が筋肉に引っ張られて、肩が内側に入ります。

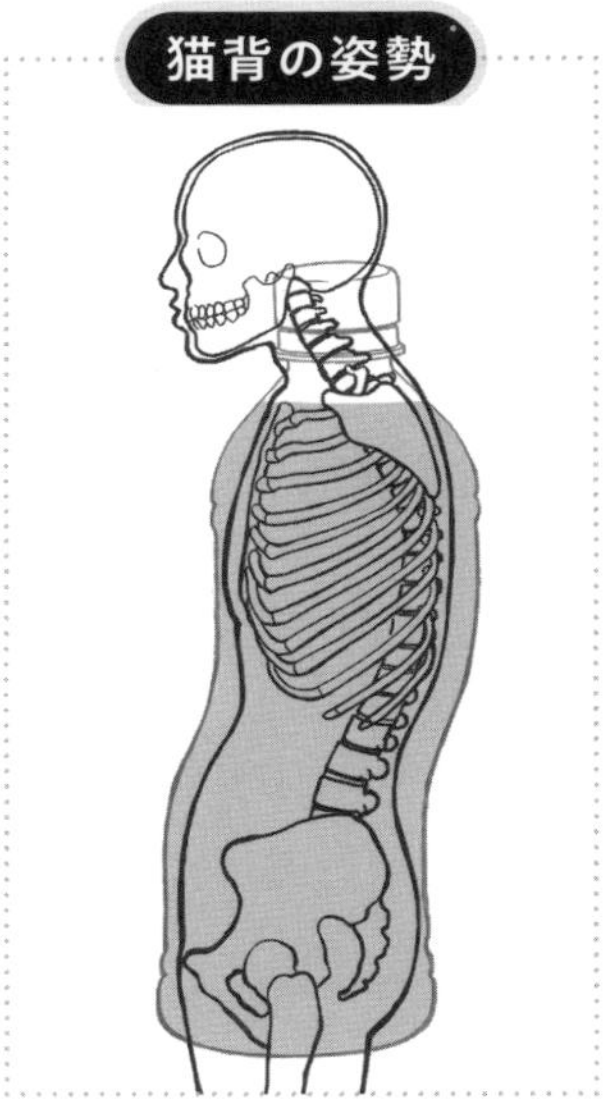

呼吸が浅くなる

胸郭がうまく広がらなくなり、肺の働きが悪くなる

胸の空間が狭くなる

肋骨周辺の筋肉が固くなる。横隔膜（呼吸筋）・内臓が下がる

疲れやすくなる

地面に対しまっすぐ立つことができず、内臓が圧迫されて内臓が疲労する。体に負荷がかかる

不調が起こる

筋肉が固くなりしなやかさを失う。首こり、肩こり、腰痛などを起こす

スタイルが悪くなる

内臓が上から下に押され、お腹が出る。頭の位置が前にずれるので顔が大きくなる

激しい運動をしても筋肉が動いていないことが多い

ジムや自宅で日常的に筋トレをしている人は、「背中を十分に動かしている！」という自信があるかもしれません。チェストプレスやベンチプレスなどのトレーニングマシンは、いかにも上半身の筋肉をしっかりと動かし、鍛えているようなイメージです。

筋トレ以外にも、定期的にテニスをしたり、ランニングをしたり、ゴルフをしたりと、「しっかりと運動をしている」人は、背中の筋肉が十分に柔らかい状態なのでしょうか？

残念ながら、そうではありません。

例えばチェストプレスで腕をガシガシと前後に動かし、胸や腕、背中の筋肉を大きく動かしているつもりでも、実は**思ったほど筋肉が動いていないと**

いう人が多いのです。なぜならば、筋肉をゆるめていないからです。
筋肉が固い状態でどんなに激しく動かしても、**筋肉の伸縮性がなく、可動域が狭まっているため思うように縮みませんし、伸長もしません**。場合によっては筋を痛めてしまいます。

まずは**背中の筋肉の緊張を取ってください**。

先ほど挙げたチェストプレスで鍛える主な筋肉は、大胸筋（胸の筋肉）・上腕三頭筋《じょうわんさんとうきん》（腕の後ろ側の筋肉）・三角筋《さんかくきん》（肩の筋肉）です。

背中の大きな筋肉である広背筋をゆるめることで、広背筋と「対」になって伸び縮みする大胸筋が動きやすくなりますし、肩まわりもゆるみ、骨が本来の位置で機能的に動かせるようになります。

運動は悪いことではありません。筋肉は使わないと固くなってしまうのも事実です。でも、「激しく大きく」動かしても筋肉はゆるみません。ぜひ、本書で紹介するように**「ラクに小さく」動かす**ことも意識してみてください。

背中が固くなると呼吸の質が下がる

胸を張った姿勢のお話でも触れましたが、**背中が固くなると、呼吸が浅くなってしまいます**。呼吸が浅くなると、肺に酸素を十分に取り込めないので、体内の酸素量が減少します。疲れやすさ、冷え、集中力の低下、自律神経の乱れなどを引き起こします。

呼吸の質を上げるためには、「深い呼吸」が大切です。**しっかり息を吐いて、深くたっぷりと吸う**。このためには、筋肉をゆるめる必要があります。

呼吸について説明します。呼吸というと、「肺が広がったり縮んだりする」と考えがちですが、肺そのものが勝手に動いてくれるわけではありません。肺の周辺にある筋肉（呼吸筋）の動きによって、呼吸は行われています。

人の肺は、胸椎《きょうつい》や肋骨、胸骨《きょうこつ》、横隔膜などで囲まれた「胸郭《きょうかく》」と呼ばれる骨組み状の箱の中におさまっています。その内側の空間を「胸腔」と呼びます。胸腔が広がったり縮んだりすることで呼吸活動が行われているのですが、胸郭を動かしているのが、呼吸筋なのです。呼吸筋が固くなって動きが悪くなると、胸郭はうまく広がらなくなります。

呼吸筋として代表的なものの一つに、肋骨の周辺にある「肋間筋《ろっかんきん》」があります。肋間筋は、肋骨を取り囲むようにぐるりと背中側にもついているので、背中の筋肉が固くなると、肋間筋のスムーズな動きをさまたげてしまい、肋骨がうまく広がらなくなります。そうすると、もう一つの代表的な呼吸筋「横隔膜」の動きも制限されます。こうして胸郭が広がらなくなると、無意識のうちに呼吸は浅く、速くなります。

筋肉はピンポイントで固くなるのではなく、引っ張り合い、連動しています。**背中にある、大きな筋肉をたくさん動かしてゆるめることで、胸まわりの筋肉や呼吸筋をゆるめることができる**のです。

「背中をゆるめる」→「呼吸の質を上げる」という説明をしてきましたが、実は逆のことも言えます。

つまり、深い呼吸を意識することによって、背中をゆるめることもできるのです。呼吸が深くなると、酸素の供給量が上がります。筋肉にも酸素がしっかりと届くので、筋肉の柔軟性が上がって動きやすくなります。呼吸によって背中の筋肉がゆるみ、筋肉がゆるむことでさらに呼吸が深くなる……。良い循環が生まれます。

呼吸というと「腹式呼吸」がイメージされますが、私は**「胸腹式呼吸」**をおすすめします。なぜなら、腹式呼吸の場合、息を吸い込む際に無理にお腹を膨らませる必要があるため、不自然な動作になってしまうからです。

胸腹式呼吸は簡単です。**鼻から吸って口からフーッとラクに吐くだけ**。肋骨全体が広がり、特に背中側が動いていることを意識しながら行います。1日10呼吸程度でいいので、毎日続けてください。

簡単！ 胸腹式呼吸

※座って行ってもいいですが、仰向けに寝た状態で行うと、
肋骨の後ろ側が膨らむ感覚がよりわかりやすいです。

1 体をラクにした状態で、口からフーッと息を吐き切る。

肋骨に手を当てて
肋骨の動きを意識する

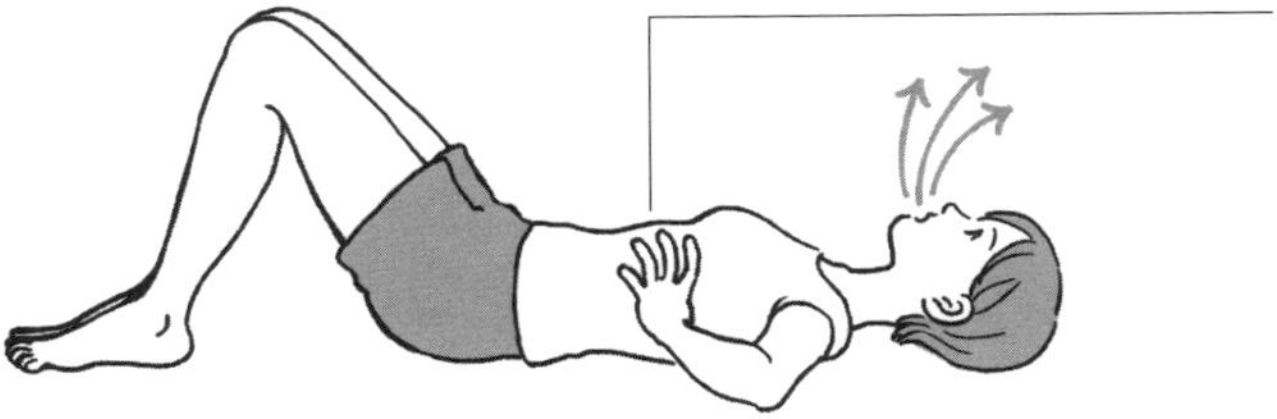

2 鼻からスーッと息を吸う。このとき、肋骨（特に背中側）がしっかり広がっているのを確認する。

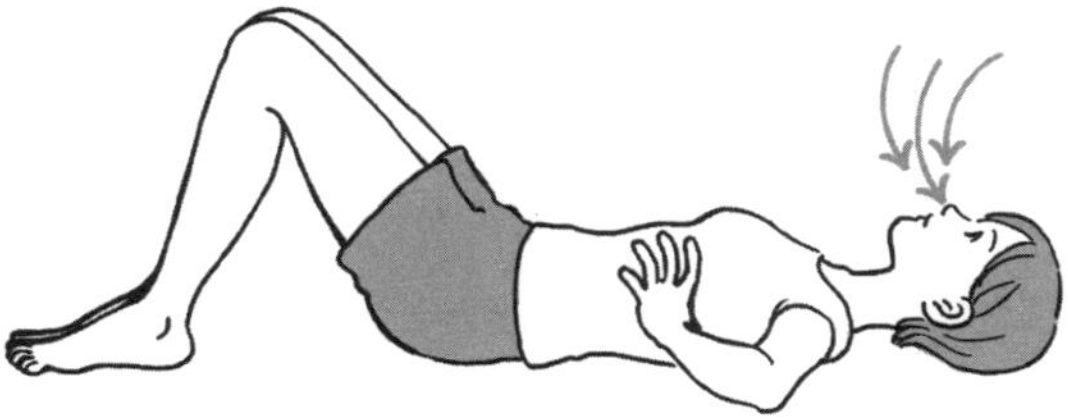

3 体が床に沈むように、口からフーッとラクに息を吐く

やら「ねば」、やる「べき」という思考が背中を固くする

心と体はつながっています。

嫌いな人と会ったり、苦手な人と電話をしたり、人前に出てあがったりすると、無意識に人の筋肉は固くなります。イライラしたり、緊張したりすると、脳が戦闘モードになり、交感神経が優位になるため、筋肉も収縮反応を起こして固くなるのです。

一時的に固くなるのはよくあることです。緊張がゆるむと筋肉もゆるむので、問題ありません。ただ、ストレス状態が続くと、筋肉の緊張状態が慢性化し、そのまま固まってしまいます。

自律神経の乱れは、背中の筋肉の固さとしてあらわれます。自律神経が乱れると、脊柱起立筋《せきちゅうきりつきん》（背骨に沿って、首から骨盤までつながっている大きな

筋肉）が固くなるからです。次のような「思い込み」がある人は要注意です。

メールはすぐに返信するべきだ。

部屋はいつもきれいにしなければいけない。

自分が決めたことは守るべきだ。

「こうあらねば！」「こうしなければ！」という思い込みが強い人は、背中が固くなっています。

自分が決めた「枠」があちこちにあって、はみ出すことを自分にも他人にも許さない人……。体は正直なので、イライラや怒りにすぐに反応します。

思い込みを取っ払うことができれば一番ですが、人の性格やクセはそう簡単には変えられません。簡単なのは、体からアプローチすることです。

体と心は常に影響し合っています。背中をゆるめて背骨や骨格の歪みを正すことで、自律神経を整えることが可能なのです。つまり、**背中をゆるめれば、思考の固さも自然にゆるまります。**いろいろなことが許せる状態になると、心も体もびっくりするほどラクになります。

筋肉がゆるむだけで人はスリムになれる

特別な食事制限をしなくても、**背中をゆるめるだけで人はやせることができます**。ここで言う「やせる」というのは、単純に「体重が減る」ということではありません。洋服がサイズダウンする、お腹が引っ込む、スタイルが良くなるなど、**「見た目が変わる」**ことを指します。

そのカギは、体の**「重心」**にあります。ほとんどの人は、**筋肉が固くなると同時に、重心が下がっている**のです。人はただでさえ重力の影響を受け、常に上から押されています。さらに背中の筋肉が固くなると、縮まったまま伸ばせなくなるので、重力に負けて体の重心は下がっていきます。

重心が下がると、肋骨と骨盤の間のすきまが狭くなります。行き場を失ったお腹のお肉は前に出るしかなくなり、内臓も押しつぶされて前に出ます。

だから体重が増えたわけではないのに、お腹がぽっこり出てしまうのです。

逆に、重心を上げて肋骨と骨盤の間を広げると、体重を減らさなくても、自然に腹筋が使えて骨盤が立ちやすくなり、お腹はへこみます。「重心を上げる」と言っても、がんばって引っ張り上げる必要はありません。**背中の筋肉をゆるめて、骨や内臓を本来のポジションに戻すことが大切です。**

ただバランス良く立ち、ただ歩くだけで、自然に重心が上がってスリムに見えると同時に、やせやすくなるのです。

背中がゆるんで骨が正しいポジションに戻ると、見た目がガラリと変わります。**太って見える原因は、やはり「背中の固さ」にある**からです。背中が固くなると、上半身も下半身も筋肉が内側に巻き込まれて、「前に前に」引っ張られるようになり、筋肉が前に広がって太ったように見えてしまいます。

老化や肥満のせいだとあきらめないでください。**ただ正しい位置に戻るだけで、二の腕や太ももは細くなり、お尻は小さくなります。**

3か月でパンツがワンサイズダウンした生徒さんがたくさんいます。

がるとこんなに変わる！

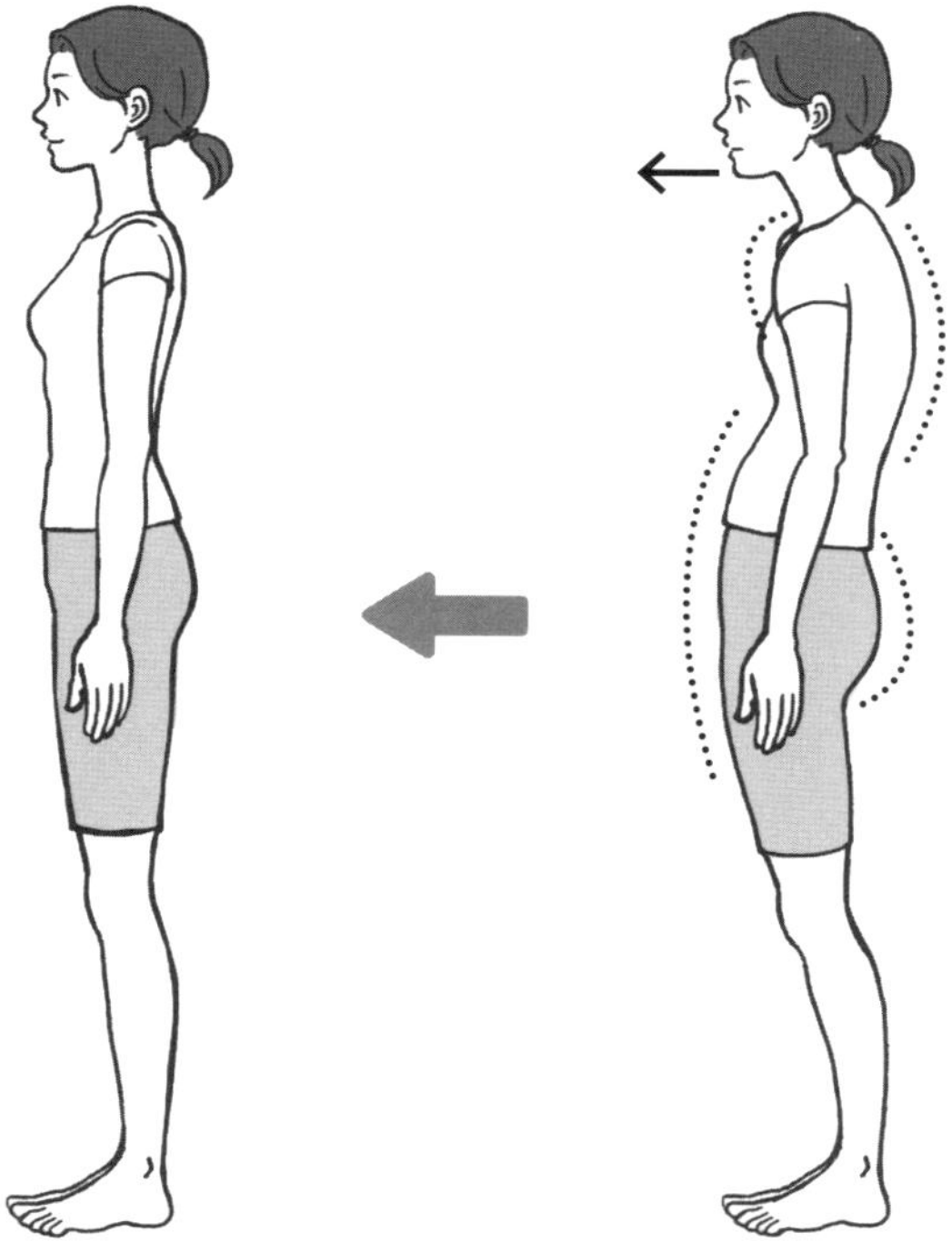

重心が上がっている

- すっきり小顔に
- 猫背が改善してバストアップ
- お腹が引っ込む
- お尻が小さく

重心が下がっている

- 顔が大きく、前に出ている
- お腹が出ている
- お尻がたれている
- 背中が丸い
- 肩が巻いている

体重が同じでも、重心

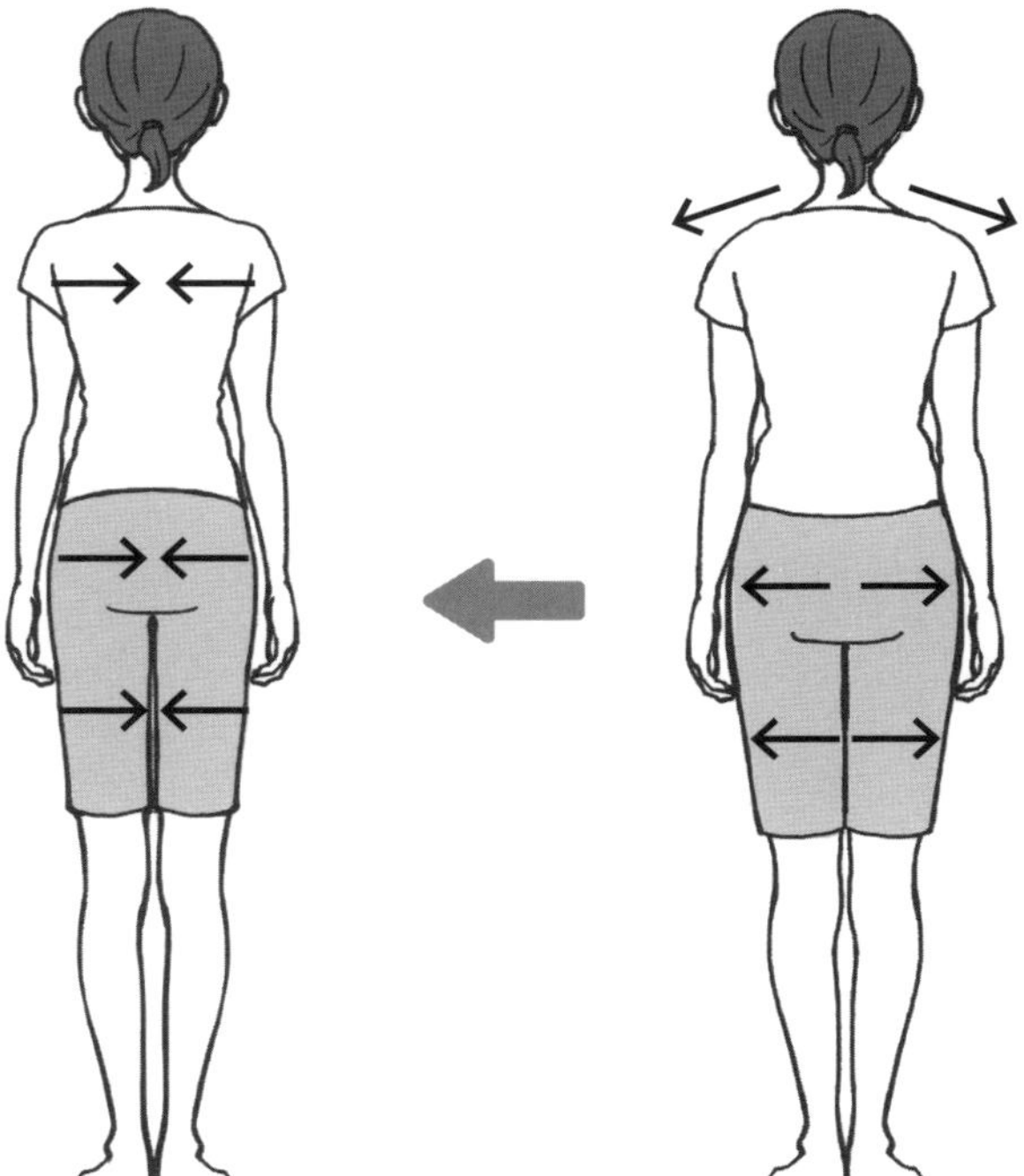

重心が上がっている

- 二の腕が細く
- お尻が小さく
- 太ももがスリムに

重心が下がっている

- 肩が広がって、二の腕が太い
- お尻がつぶれて大きい
- 太ももがつぶれて太い
- 太ももが外に張り出す

背中をゆるめれば ぐっすり眠れるようになる

背中をゆるめれば、睡眠の質が上がります。

背中がゆるむと深い呼吸ができるようになり、自律神経のバランスが整うことはもちろんですが、「寝返り」がしやすくなるためです。

良質な睡眠に寝返りは欠かせません。一般的に成人は、**7～8時間の睡眠中に、20～30回ほどは寝返りをする**と言われています。

「ぐっすり深く眠る」と聞くと、ほとんど動かずに眠り続けることをイメージされるかもしれませんが、それは逆です。

睡眠中、長い時間同じ姿勢のままでいると、筋肉や骨に負担がかかってしまいます。そこで、**無意識のうちに体をひねりながら寝返りを打つことで、筋肉を動かし、体への負担を減らしている**のです。血行やリンパの流れを促進したり、体温調整を助けたりする働きもあります。

ところが背中が固くなると、寝返りが打ちづらくなります。背中や肩、腰などの筋肉が収縮して可動域が狭くなると、うまく体をひねることができないからです。寝返りは無意識の動きだからこそ、体の状態がダイレクトに反映されるのです。

年齢を重ねて筋肉の柔軟性がなくなったり筋力が落ちたりすると、寝返りの回数は減ると言われています。同様に、若くても、**背中の筋肉が固いと寝返りの回数は減ってしまいます**。

悪い夢を頻繁に見る、夜中や明け方によく起きてしまう、朝起きても疲れが取れていない……。こんな悩みを抱えている人は、背中の筋肉が慢性的に緊張して、ガチガチになっている可能性が高いです。

背中をゆるめれば、寝返りで体は快適な状態になり、深く安定した呼吸とともにこわばりも解け、リラックスできるようになります。

背中をゆるめる

これだけ！

3STEPプログラム

「背中の動き」に意識を少し向けるだけで、筋肉はどんどんゆるんでいきます。すべて日常の動作の中でできるので、特別な時間を作る必要はありません。

STEP 1

10秒ほぐし

たった10秒で、ピンポイントで
筋肉をゆるめることができる
超簡単エクササイズ。
1日10秒を意識するだけで、
自然と背中がほぐれます。

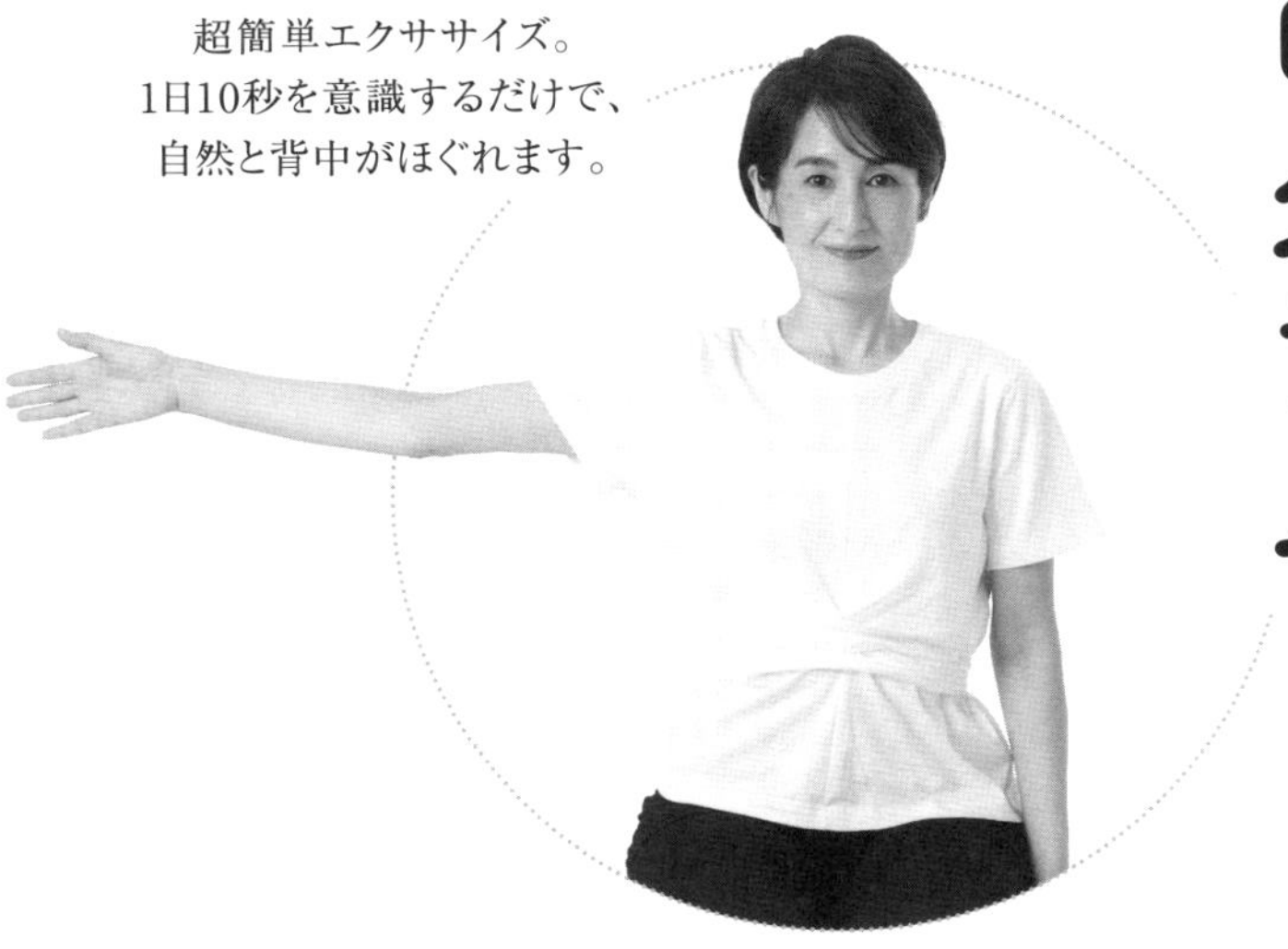

STEP 2

座る&立つ

崩れた姿勢は背中を固くする
最大の原因です。人生史上、
もっともラクで心地いい
座り方&立ち方を覚えましょう。

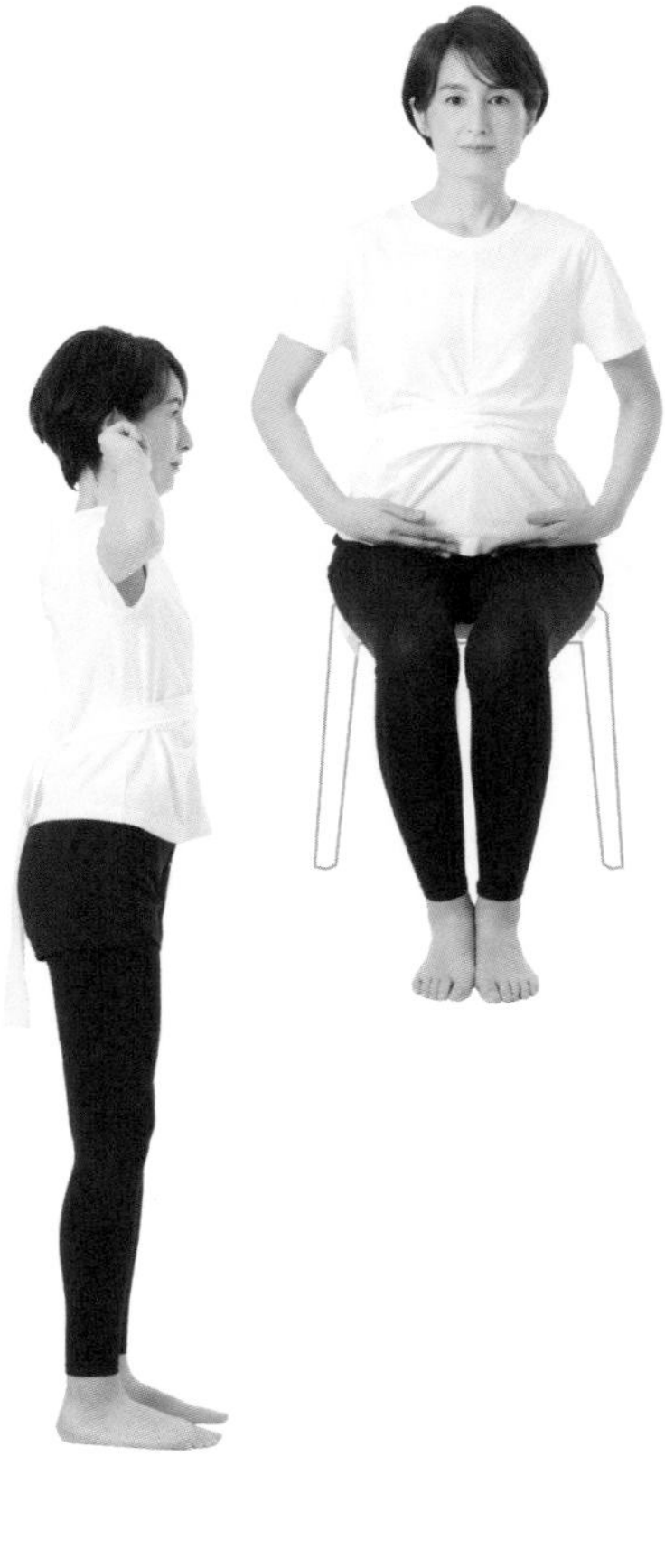

STEP 3

歩く

歩き方をほんの少し変えるだけで、
背中の筋肉がたっぷり動いて、
自然と背中がゆるんでいきます。
一生ものの歩き方です。

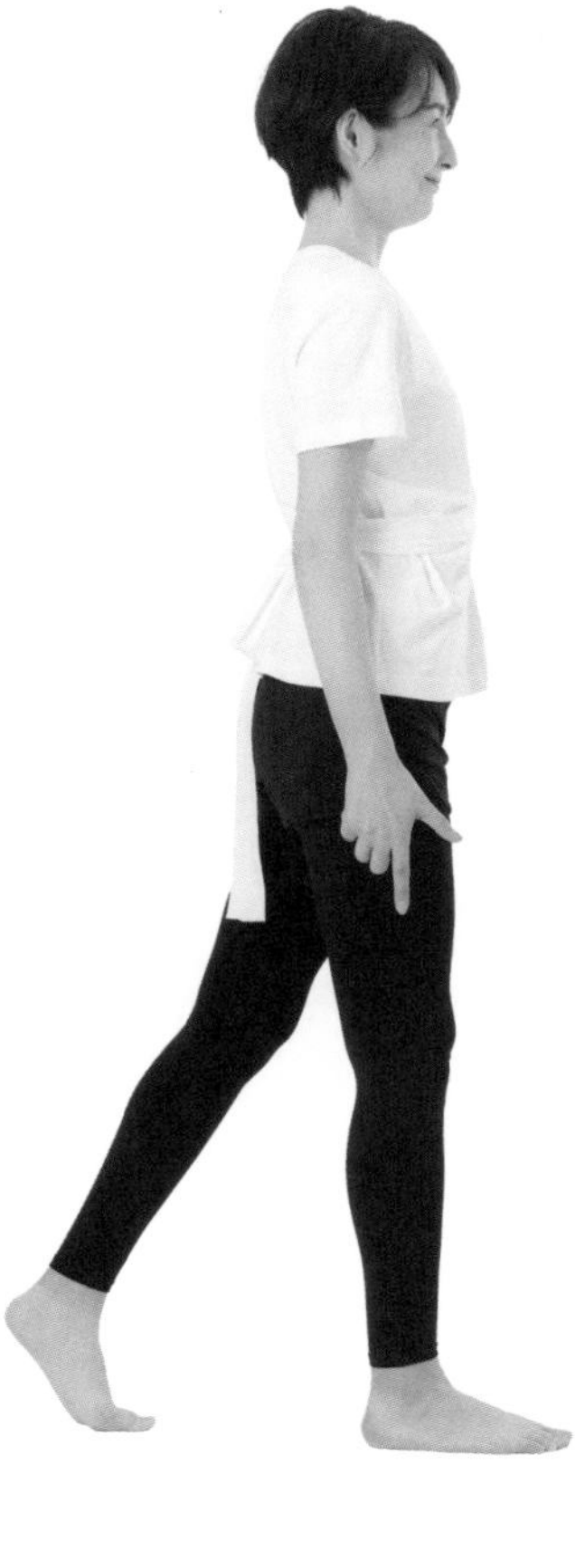

この筋肉がゆるむ！

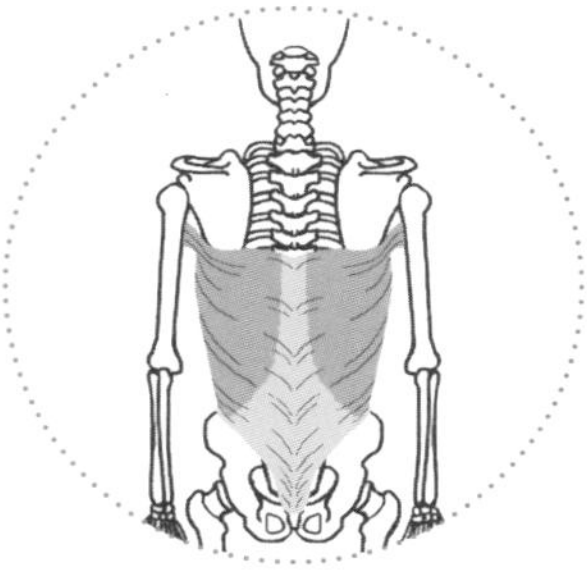

広背筋《こうはいきん》

背中の中央～上腕骨～骨盤までつながっている大きな筋肉。肩関節や肩甲骨の動きにかかわっている。広背筋が固くなると巻き肩や猫背、首こりや腰痛などを引き起こす。

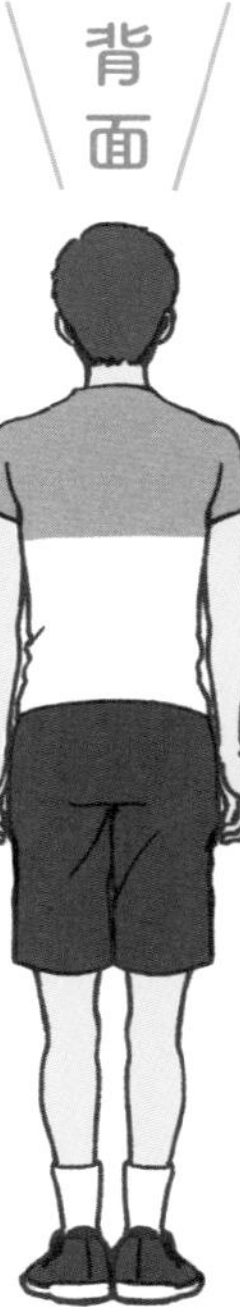

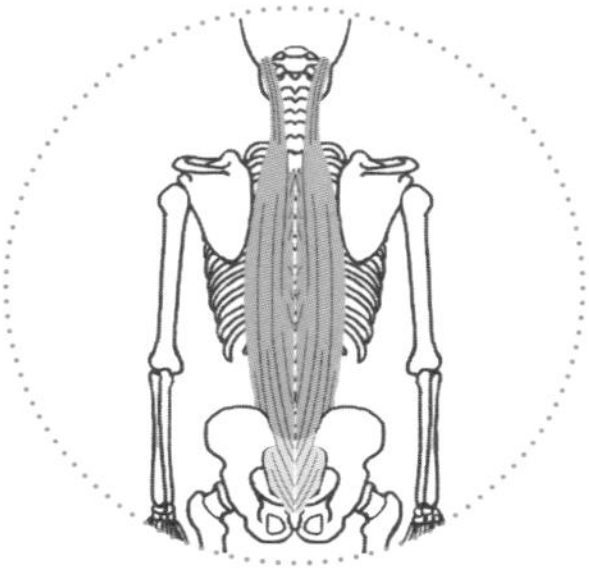

脊柱《せきちゅう》起《き》立《りつ》筋《きん》

背骨に沿って背中の中央に位置し、首から骨盤にかけて走る縦長の筋肉群の総称。上体を起こしたり、背筋を伸ばしたり、上体を反らしたり体幹を動かす動作に用いられる。

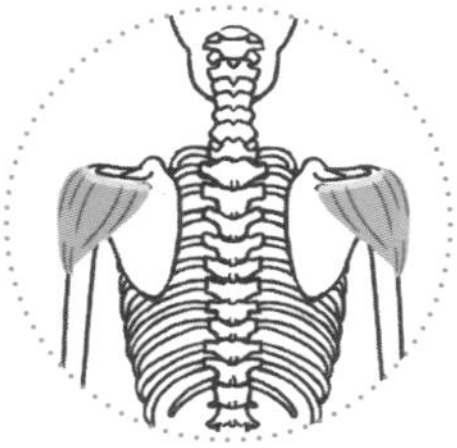

三角筋《さんかくきん》

肩を覆うような形で、腕の付け根についている三角形の筋肉。肩関節の動きにかかわり、腕を前後左右に上げたり、回転させたりする動作に用いられる。

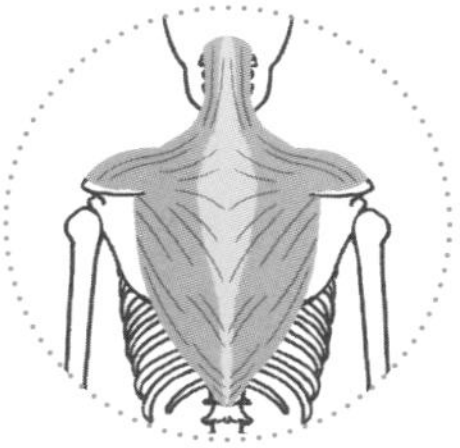

僧帽筋《そうぼうきん》

首の後ろから肩～背中の中央部にかけての筋肉で、肩関節や肩甲骨の動きをつかさどっている。僧帽筋が固くなると肩や首のコリやつっぱり感が出る。

3ステップで、

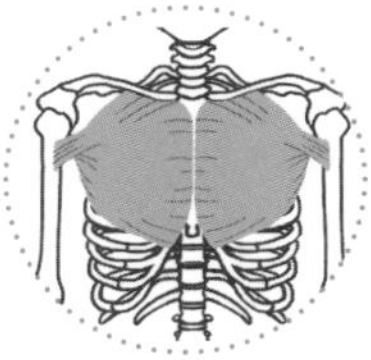

大胸筋《だいきょうきん》

鎖骨の下～腕の付け根～胸の前部をつなぐ大きな筋肉。広背筋と対になって伸縮している。上腕骨や肩関節の動きに関係している。

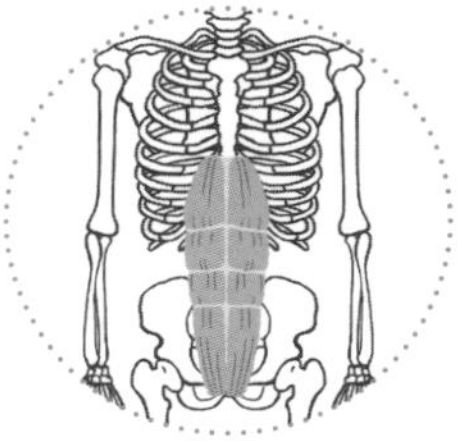

腹直筋《ふくちょくきん》

肋骨や胸骨～恥骨にかけて、お腹の中央部分を走る縦長の筋肉。腹筋の一種。姿勢を維持し、体幹を安定させるために重要な役割を担っている。

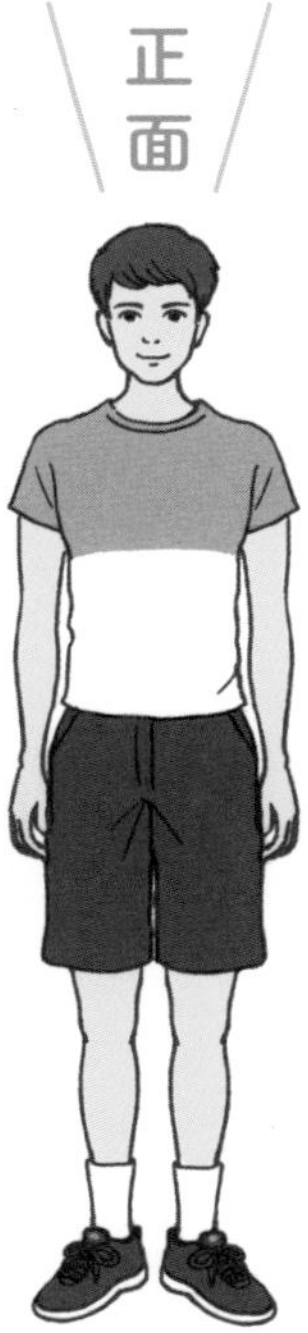

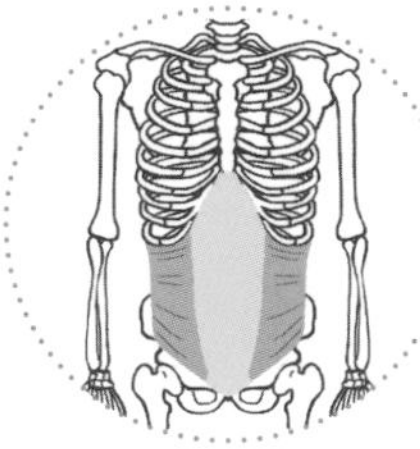

内腹斜筋《ないふくしゃきん》

外腹斜筋の深層に位置する筋肉で、骨盤から腹直筋にかけて走る脇腹の筋肉。外腹斜筋とともに、インナーマッスルとして体幹を安定させる役割も担う。

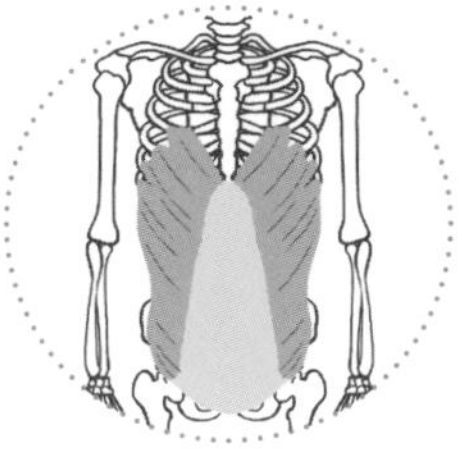

外腹斜筋《がいふくしゃきん》

脇腹に位置し、肋骨から骨盤にかけて斜めに走る筋肉。内腹斜筋とともに、体をねじったりお腹を丸めたりする動作に用いられる。腹筋の一種。

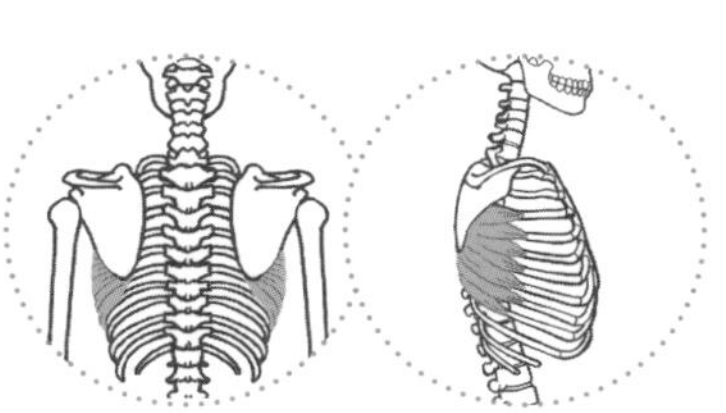

前鋸筋《ぜんきょきん》

脇腹に位置し、肩甲骨から肋骨にかけての筋肉。肩甲骨を外側に動かす役割を担っている。前鋸筋が固くなると肩甲骨にコリや痛みが出やすくなる。

こんなにメリットが！

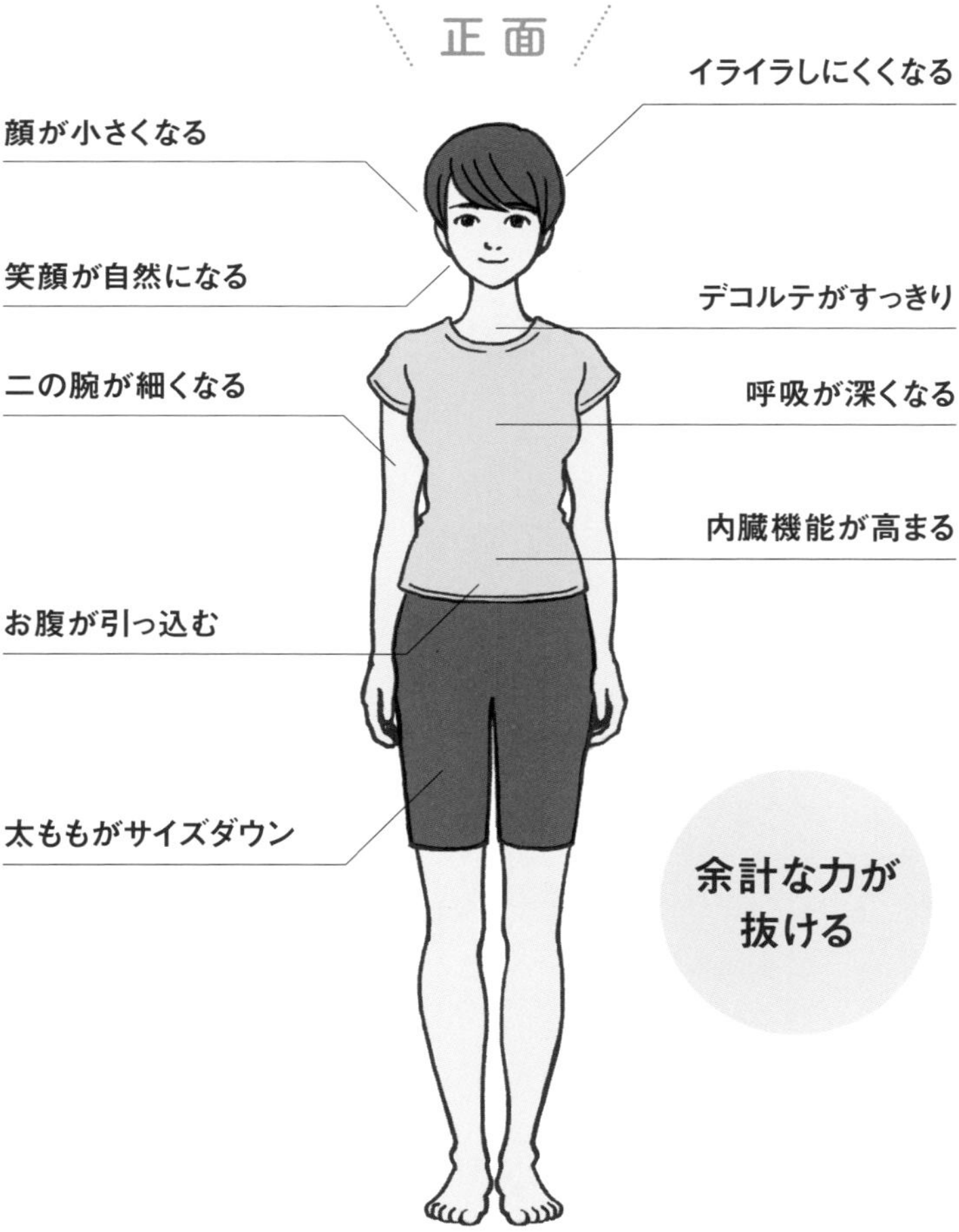

正面
イライラしにくくなる
顔が小さくなる
笑顔が自然になる
デコルテがすっきり
二の腕が細くなる
呼吸が深くなる
内臓機能が高まる
お腹が引っ込む
太ももがサイズダウン
余計な力が抜ける

背中をゆるめると

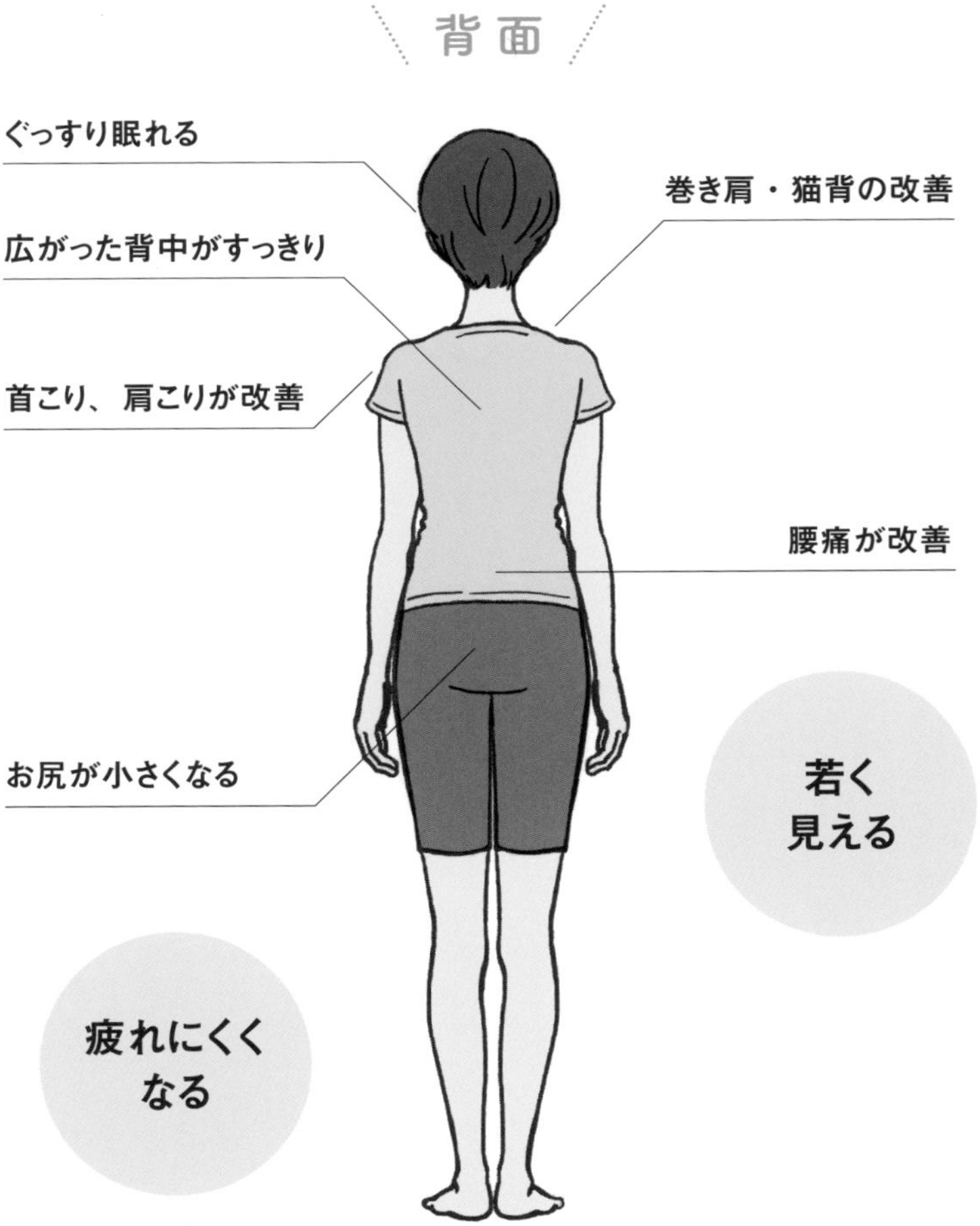
背面
ぐっすり眠れる
巻き肩・猫背の改善
広がった背中がすっきり
首こり、肩こりが改善
腰痛が改善
お尻が小さくなる
若く見える
疲れにくくなる

2章

今すぐゆるめる10秒ほぐし

背中をゆるめるのに時間はいらない

それでは、さっそく背中をゆるめていきましょう。

デスク作業やスマホ操作などの合間に、10秒だけ、背中をゆるめることを考えてください。**この10秒が、とても効果的なのです。**

固くなった背中をゆるめるには、激しく大きな動作ではなく、小刻みで小さな動作が必要です。

筋肉は、**「ゆらす」**、**「細かく動かす」**、**「緊張させて解放させる」**などの動作でゆるめることができます。例えば、イスに座ったとき、フニャ〜ッと背中を丸めます。これだけでも「緊張させて解放させる」という動作になります。

長時間同じ姿勢でいたり、動かさない状態が続いたりすると筋肉は固くなります。だからこそ、日常のすきまに、10秒だけゆるめることを習慣にしていただきたいと思います。

これから紹介する3種類の「10秒ほぐし」は、どれも**ピンポイントに筋肉に働きかけることができる**ので、一度で効果を感じていただけます。

それぞれ広背筋をゆるめたり、肩甲骨まわりをゆるめたり、脇腹をゆるめながら重心を上げたりする効果があります。

どうか、1日の中で10秒を何度か繰り返してみてください。3種類のうち、自分が気に入ったものどれか一つでも構いません。

10秒とはいえ、貴重な時間です。目まぐるしい日常の中ではどうしても優先順位が下がり、忘れてしまいがちです。

そこで、「パソコン作業中に、お茶を飲むタイミングで一緒に行う」「スーパーのレジ待ちの時間で行う」など、**マイルールにしてしまうと良い**でしょう。自分が忘れないタイミングで続けられることがポイントです。

筋肉は「ゆるめて、集める」ことが大切

背中の筋肉を使っていないと、筋肉は体の「前側」にどんどん引っ張られます。

猫背や巻き肩は、典型的に背中の筋肉が前に集まってしまった状態です。腕は内側にねじれて、肩が内側に巻き込まれ、背中の筋肉は前のほうに引っ張られています。首から肩、背中にかけて筋肉が前のほうに引っ張られて、突っ張っているような状態です。

下半身も同様です。背中の筋肉が固くなると、連動してお尻や太ももの筋肉も前に引っ張られます。本来、お尻の中心に筋肉が寄っている状態が自然なのですが、前に引っ張られてしまうと、筋肉はつぶれて広がります。

ラクに動けて、なおかつ崩れた体形を元に戻すためには、背中をゆるめる

と同時に、**「背中に筋肉を集める」**ことがとても大切です。

「背中に筋肉を集める」というのは、骨に引っ張られて前のほうに寄ってしまった筋肉を、後ろに戻すということです。本来、**筋肉は後ろに集まっているのが自然な状態**です。

筋肉が前に寄って固くなると、体を動かすときのブレーキになってしまいます。体が動かしづらくなるので、腕の可動域は狭くなりますし、歩くときに太ももが前に出づらくなります。体の後ろにしっかりと筋肉が集まっていると、このブレーキが外れて、とても自然体でラクに動けるようになります。

もちろん、筋肉が後ろに集まると、ほっそりとしてスリムに見えます。

これから紹介するのは、**内側・前方に寄ってしまった筋肉や骨格を、外側・後方に戻してくれる動き**です。骨格を整えたり、筋肉をゆるめたりします。

背中の筋肉はゆるめて、後ろに集める。

このことを意識しながら、実践してみてください。

3秒で骨格が正しい位置に戻る
手のひら返し

家事や仕事の前に、体の状態をリセットしましょう。
前にねじれてしまった腕の骨が正しい位置に戻ります。

1 両腕を曲げ、手のひらを上にします。

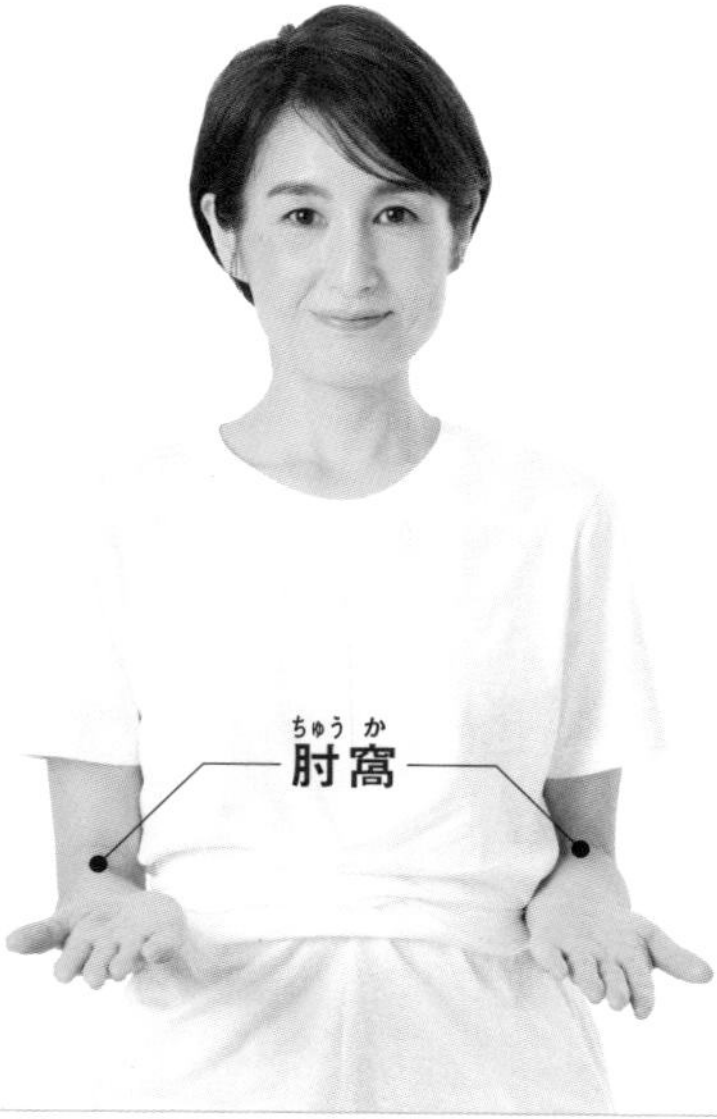

腕は肩からまっすぐ下ろし、ひじを体の真横で曲げます。

\ POINT /

ひじの反対側、腕の内側にある浅いくぼみ（肘窩）が真正面にくるように

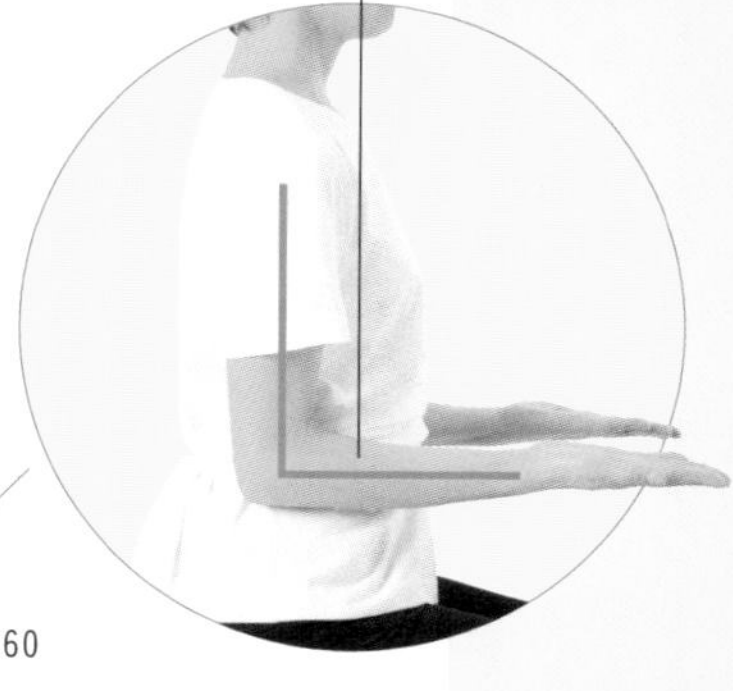

横から

2 そのまま、手のひらを下にします。

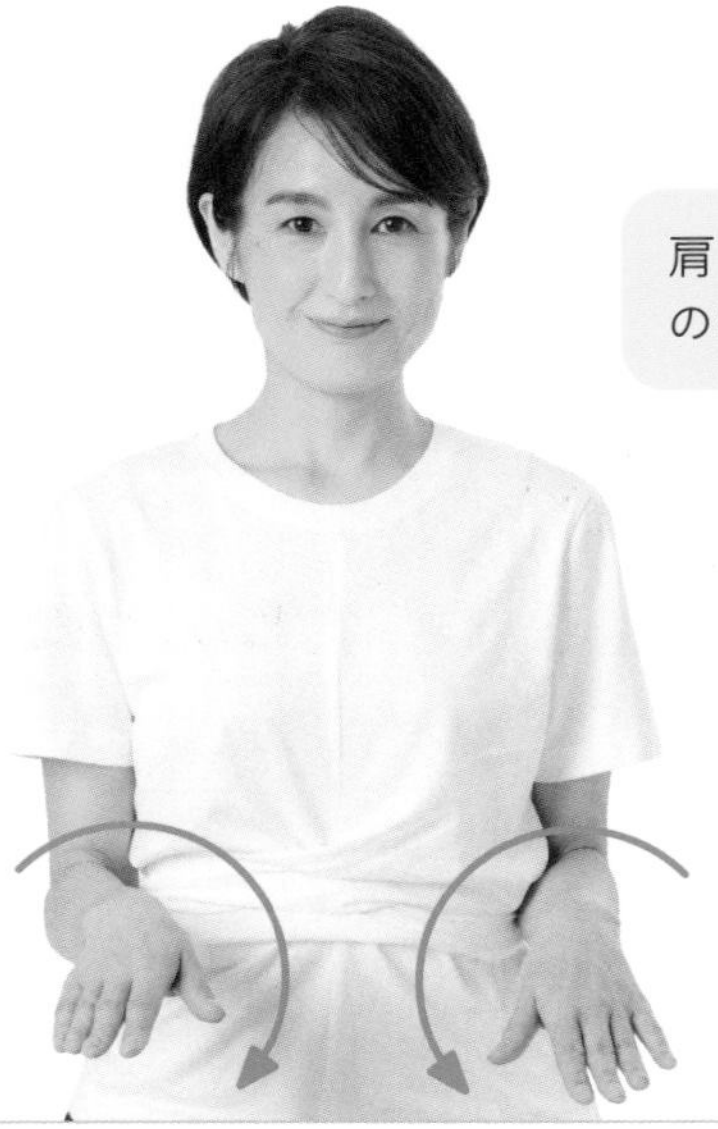

POINT
肩の付け根が開くのを意識して

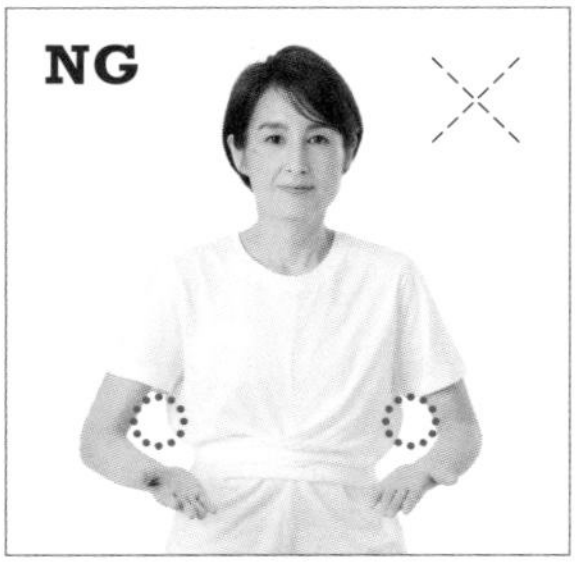

脇が開いている

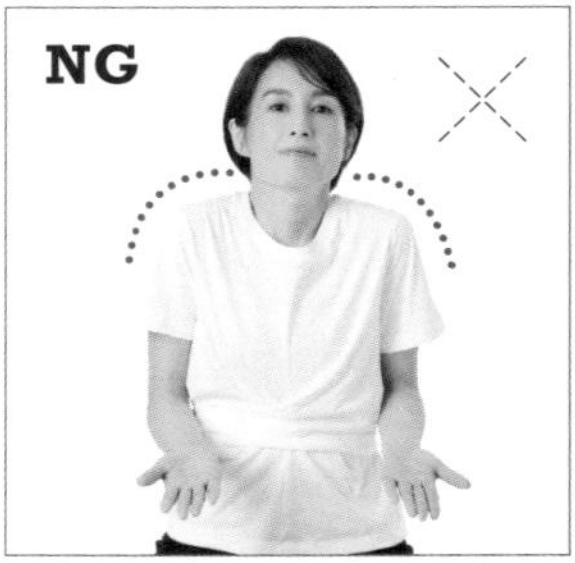

肩が上がっている

10秒ほぐし

両腕ひねり

1 肩甲骨をゆるめる

腕をひねることで肩甲骨まわりをゆるめ、
背中に筋肉を集めることができます。

1

**右腕を
肩の高さまで
上げます。**

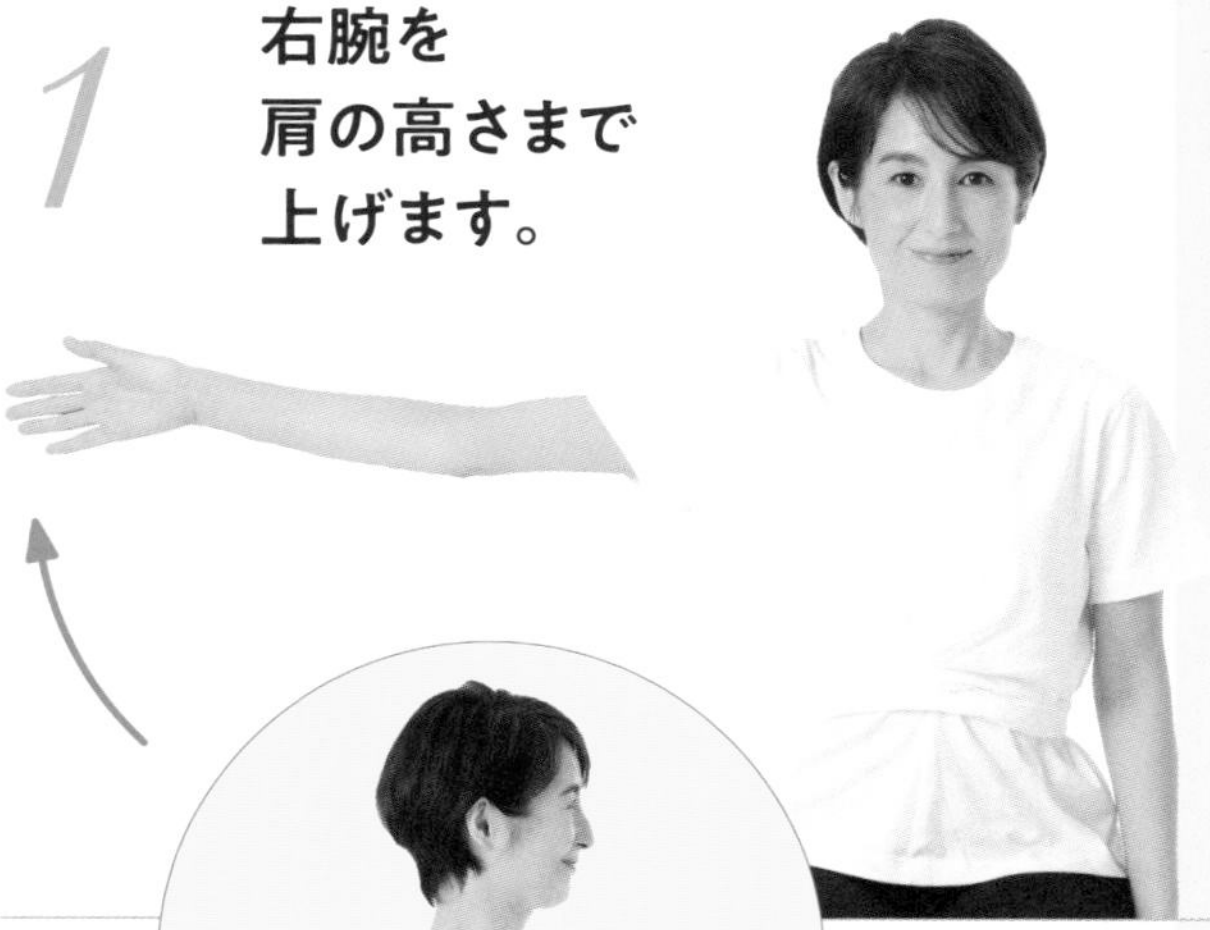

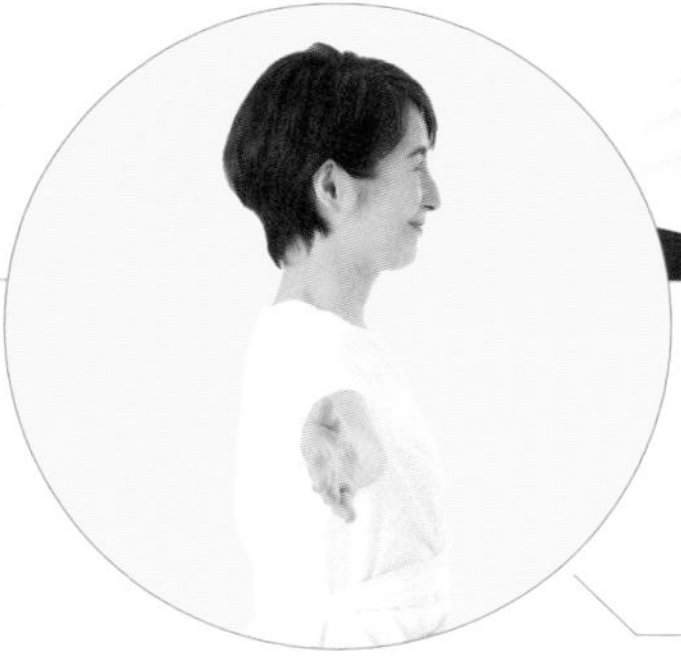

横から

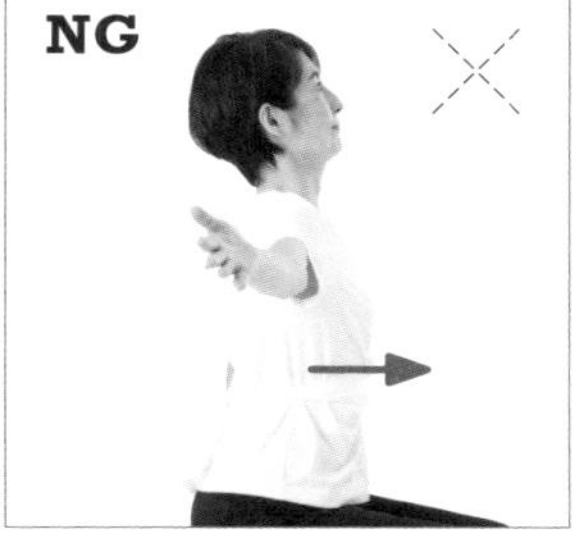

肋骨が前に出ている

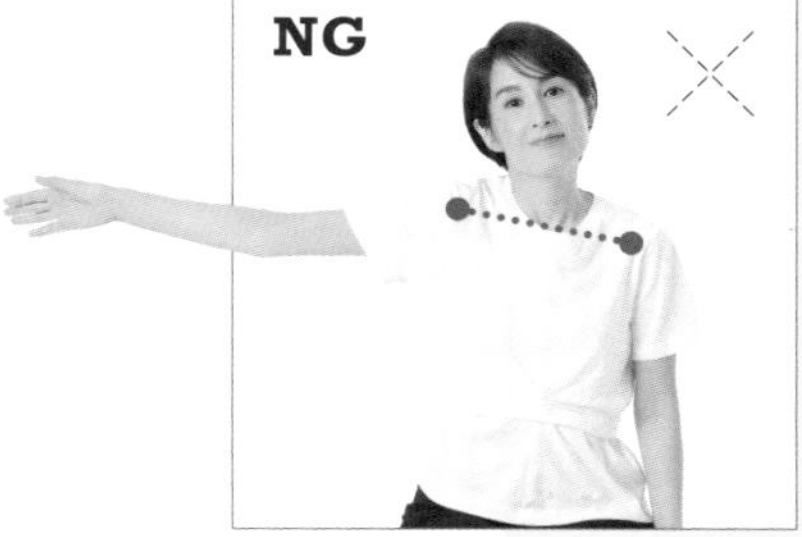

肩が上がっている

2 肩の付け根から、 内側、 外側の順にひねる。 3回くり返します。

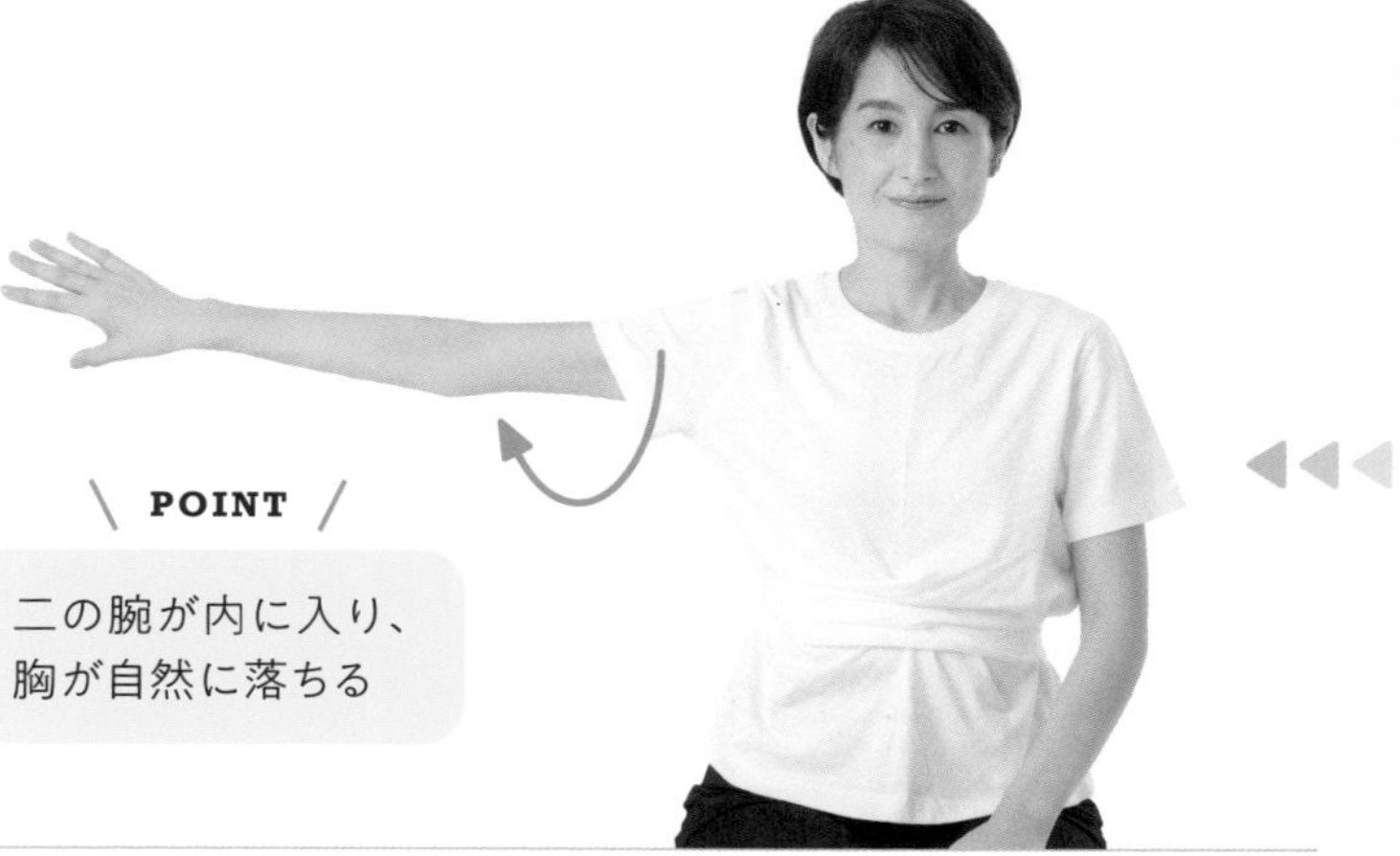

＼ POINT ／

二の腕が内に入り、
胸が自然に落ちる

＼ POINT ／

外にひねると、 胸が
自然に上がる

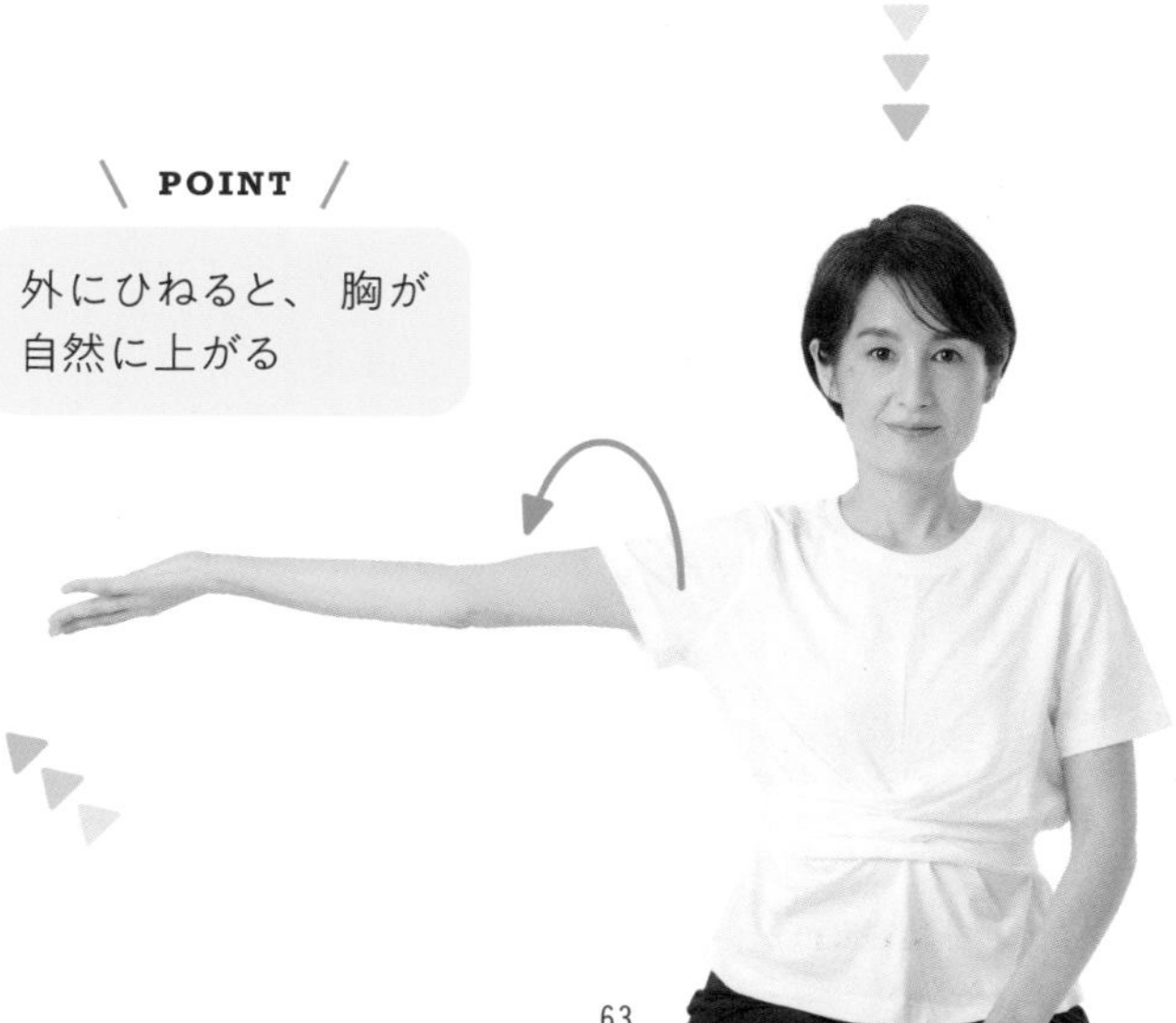

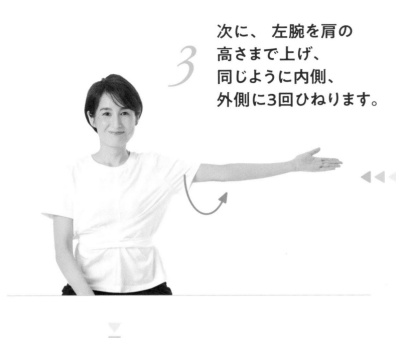

3

次に、 左腕を肩の高さまで上げ、同じように内側、外側に3回ひねります。

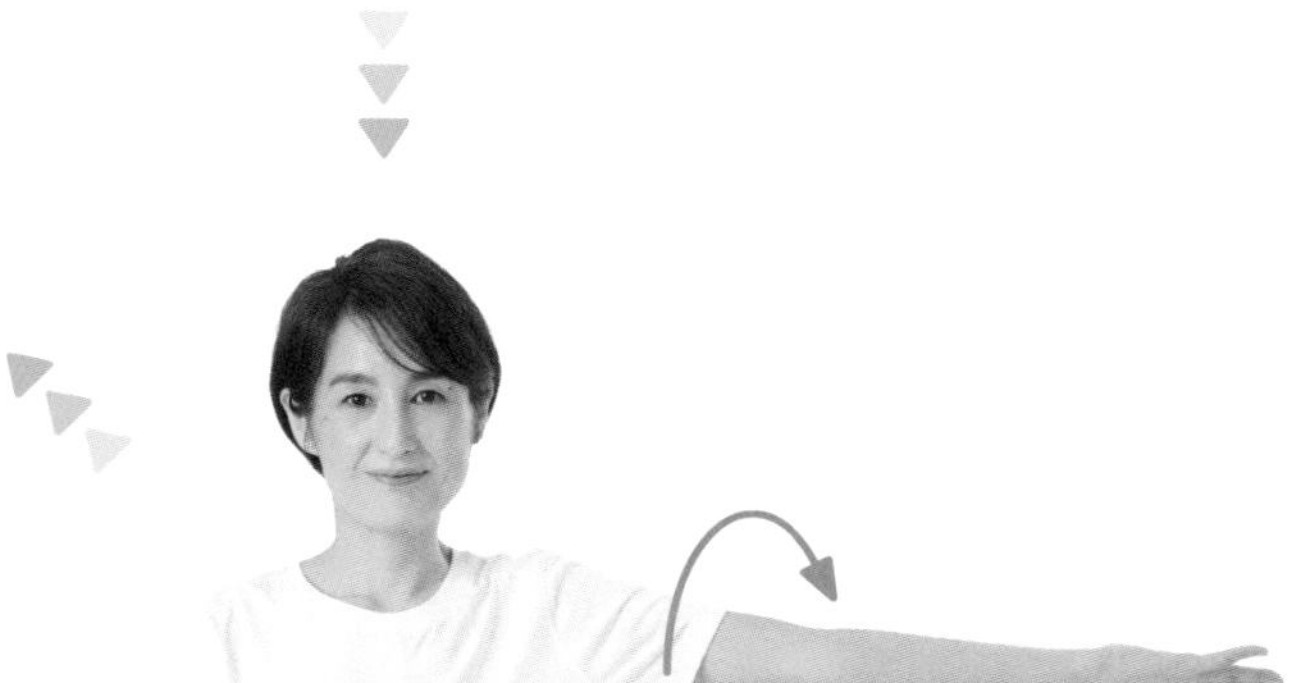

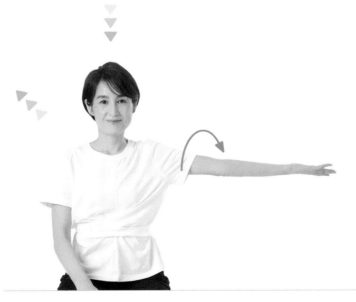

4 両腕を肩の高さまで上げ、同じように内側、外側に3回ひねります。

斜めから

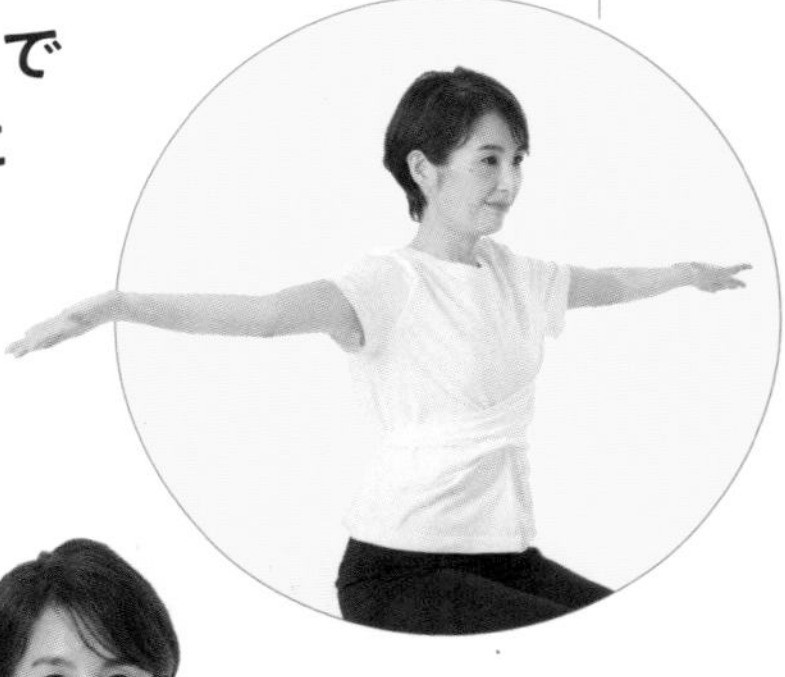

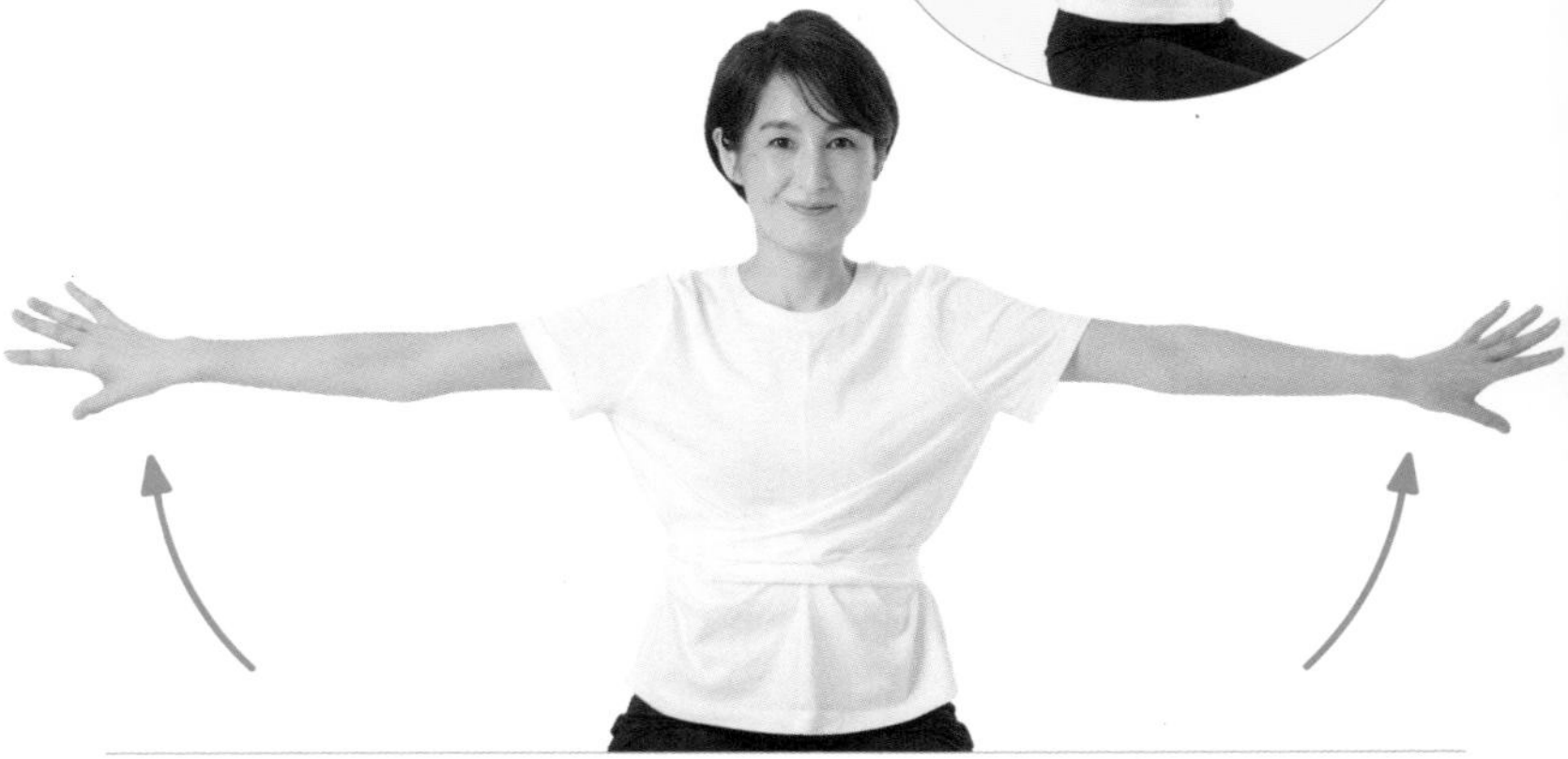

\ POINT /

最後に腕を外側にひねったまま腕を下ろし手首を内側に戻す

\ POINT /

慣れてきたら1～3は省略し、4だけでもOK！

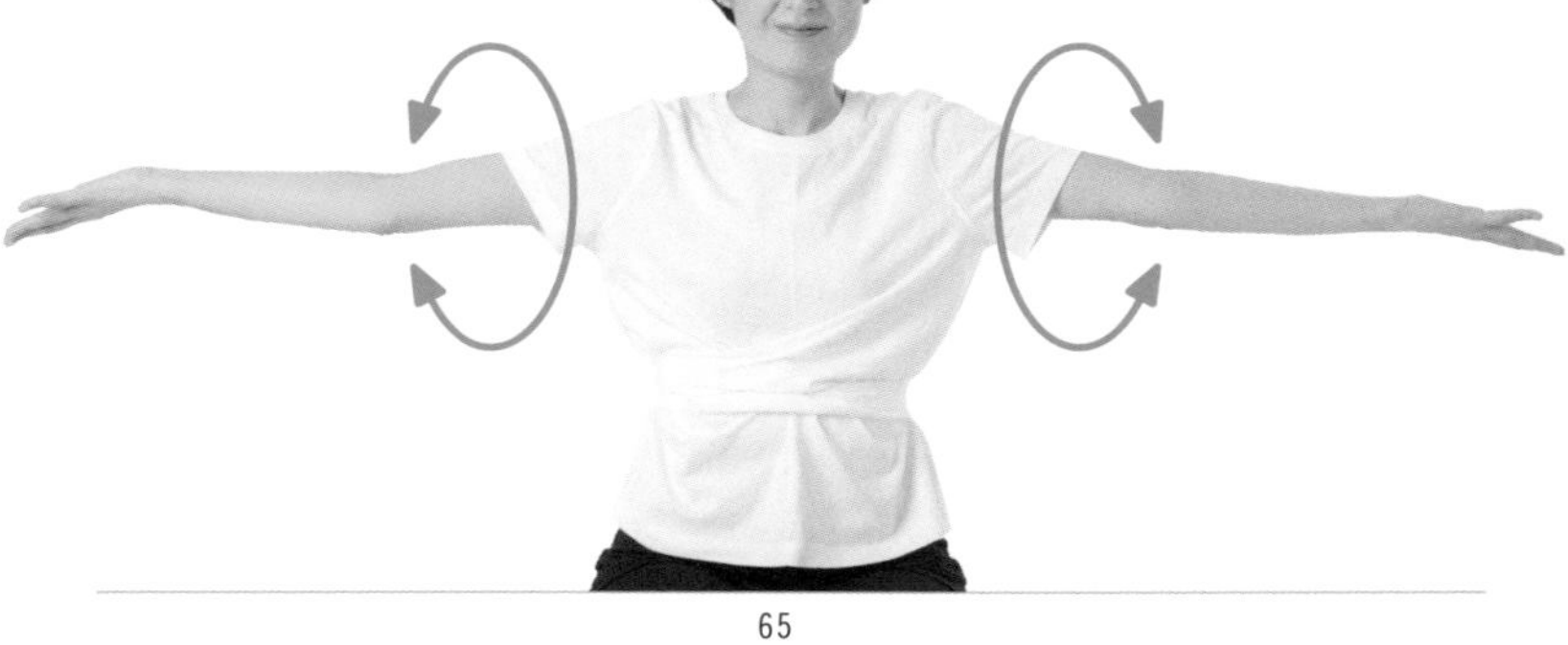

10秒ほぐし 2

小さく腕グルグル

広背筋をゆるめる

腕をダランと下ろした状態で回すだけ。
広背筋という背中の大きな筋肉の緊張を取ります。

1 右腕を曲げ、
手のひらを上にします。

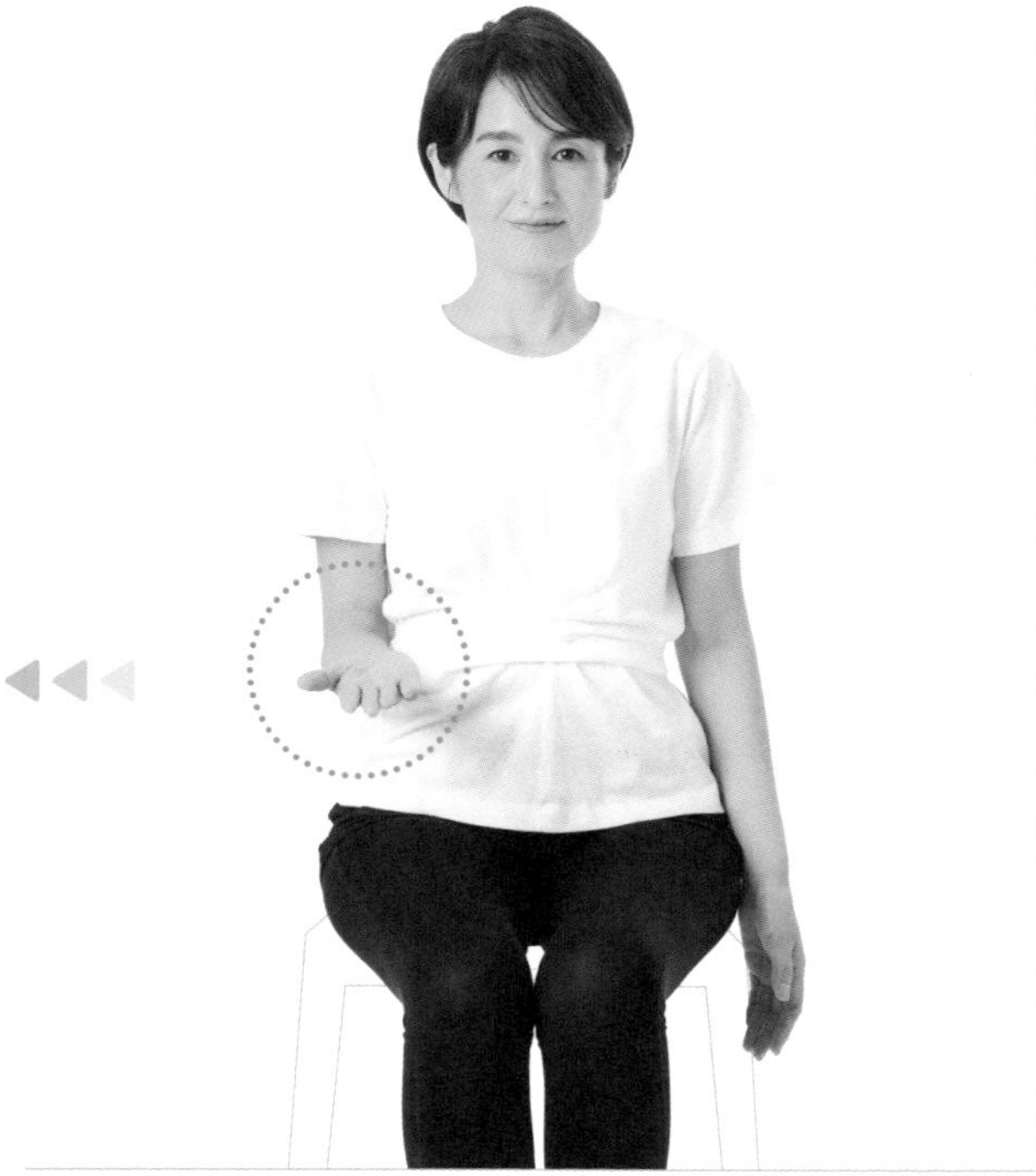

2 そのままの状態で腕をまっすぐに下ろし、肩を上げて、 落とす動作を数回繰り返します。

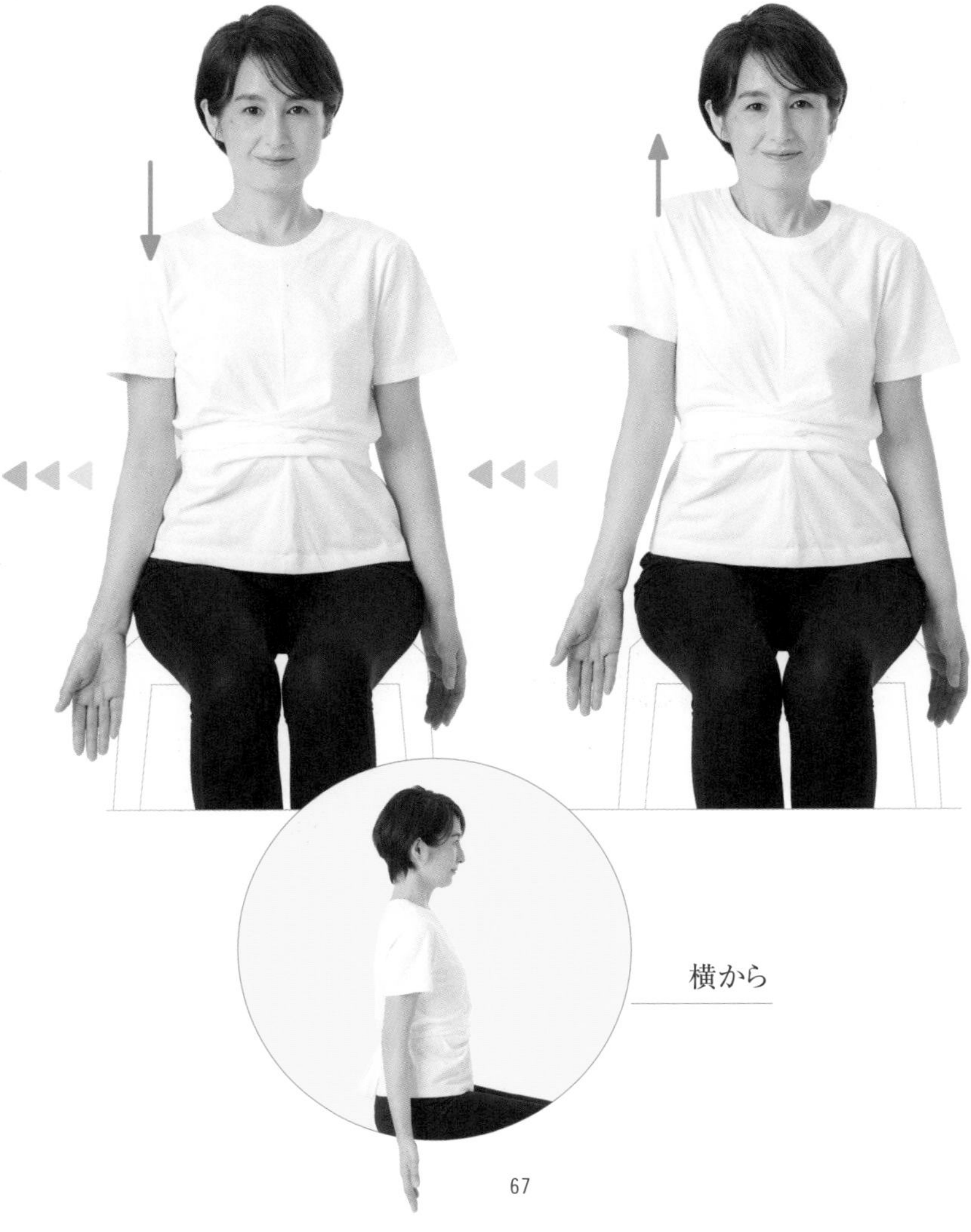

横から

3 手のひらを前に向けたまま、少しだけ後ろにずらします。

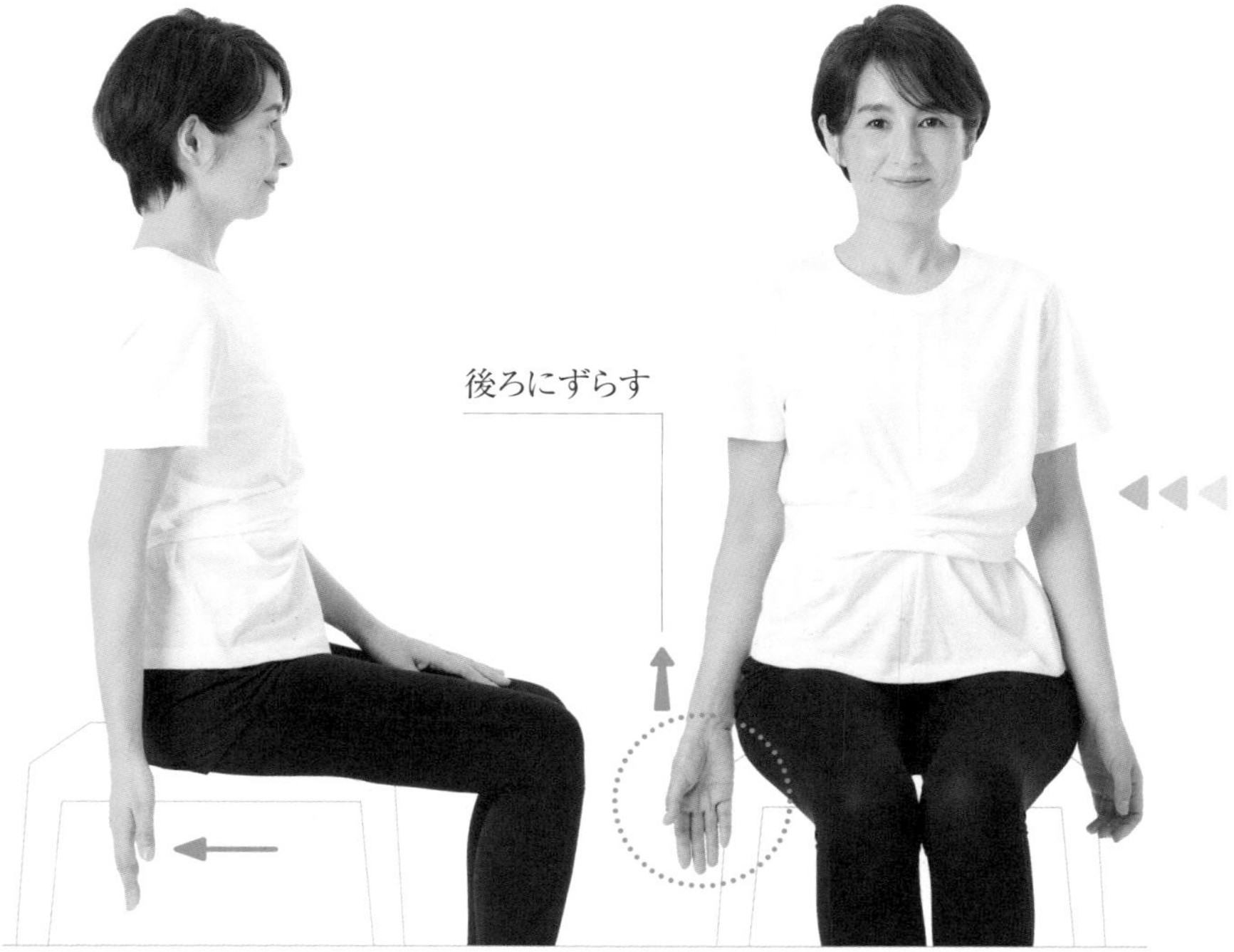

4 そこから、外回しに小さく円を3回描きます。

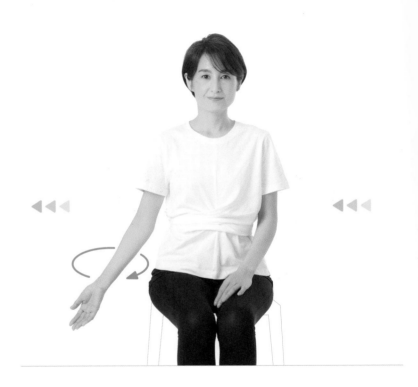

\ POINT /

力を抜いて、肩から腕がぷら～んとぶら下がった状態で行う

5

左腕も同じように曲げ、 腕を下ろした後、 肩を上げ下げします。 腕を少しだけ後ろにずらし、 外回しに小さく円を3回描きます。

\ POINT /

背中がふわっと
ゆるむ感覚が
あるといい

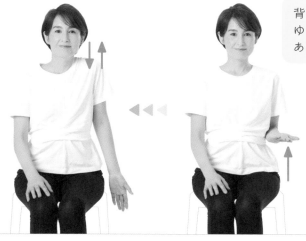

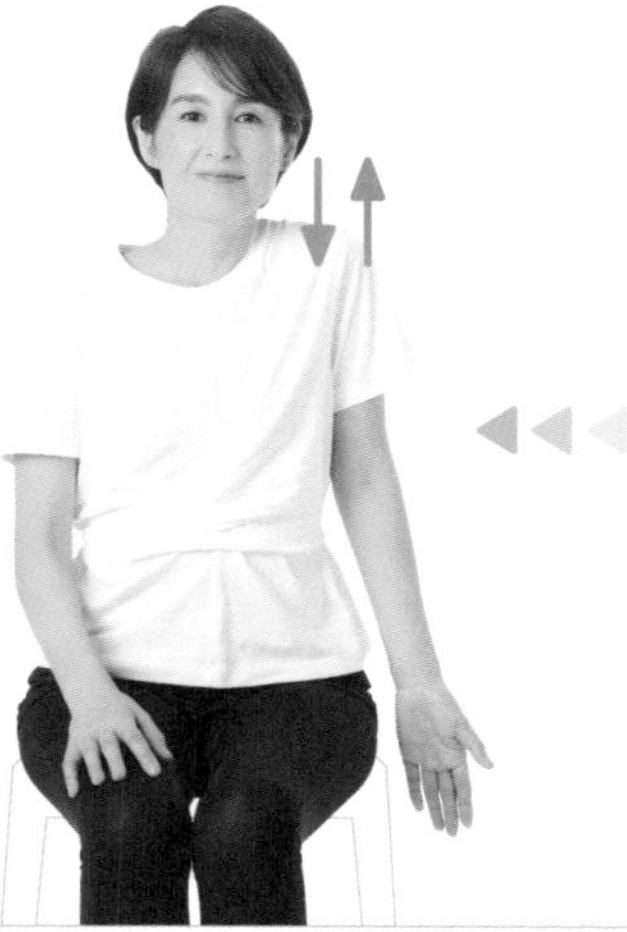

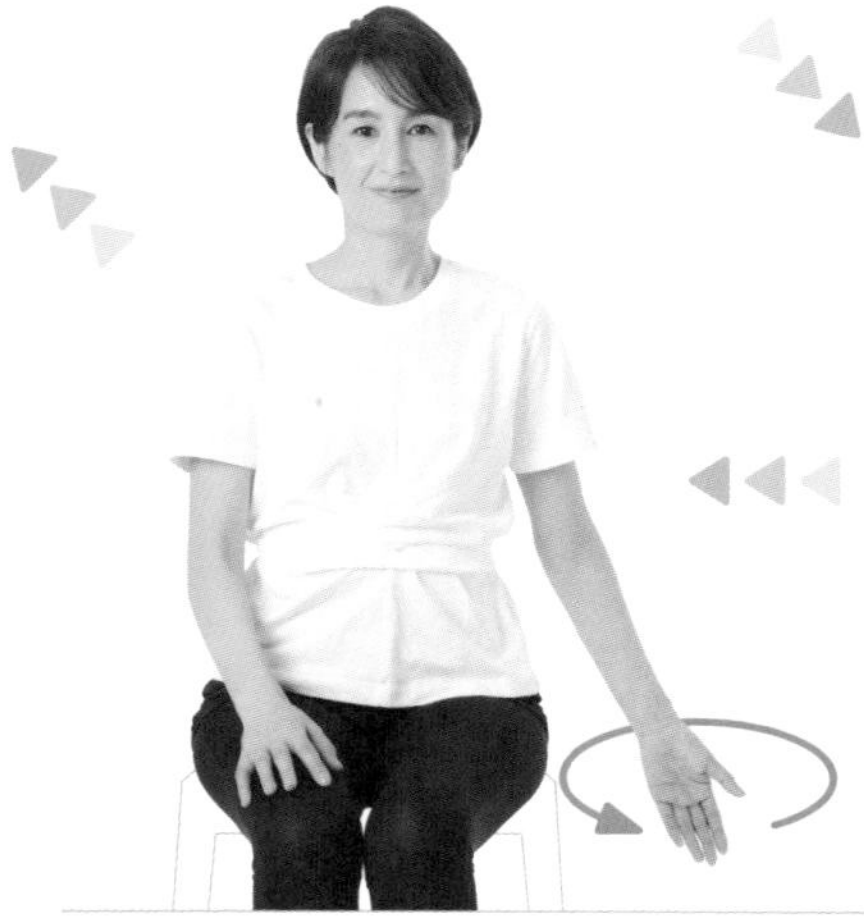

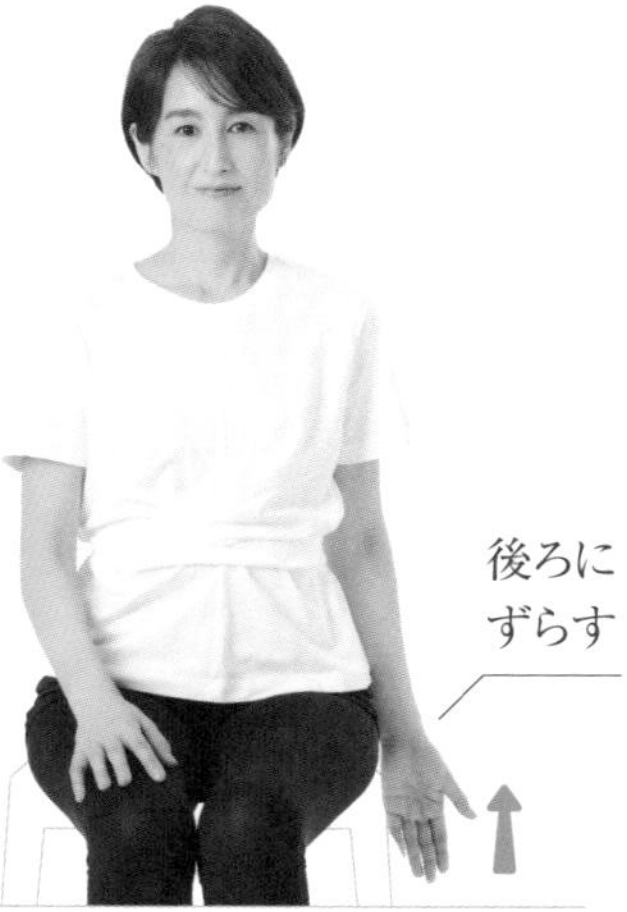

6 両腕で外回しに小さく円を3回描きます。

＼ POINT ／

慣れてきたら、6を9回行うだけでOK

＼ POINT ／

腕の力はダランと抜きましょう

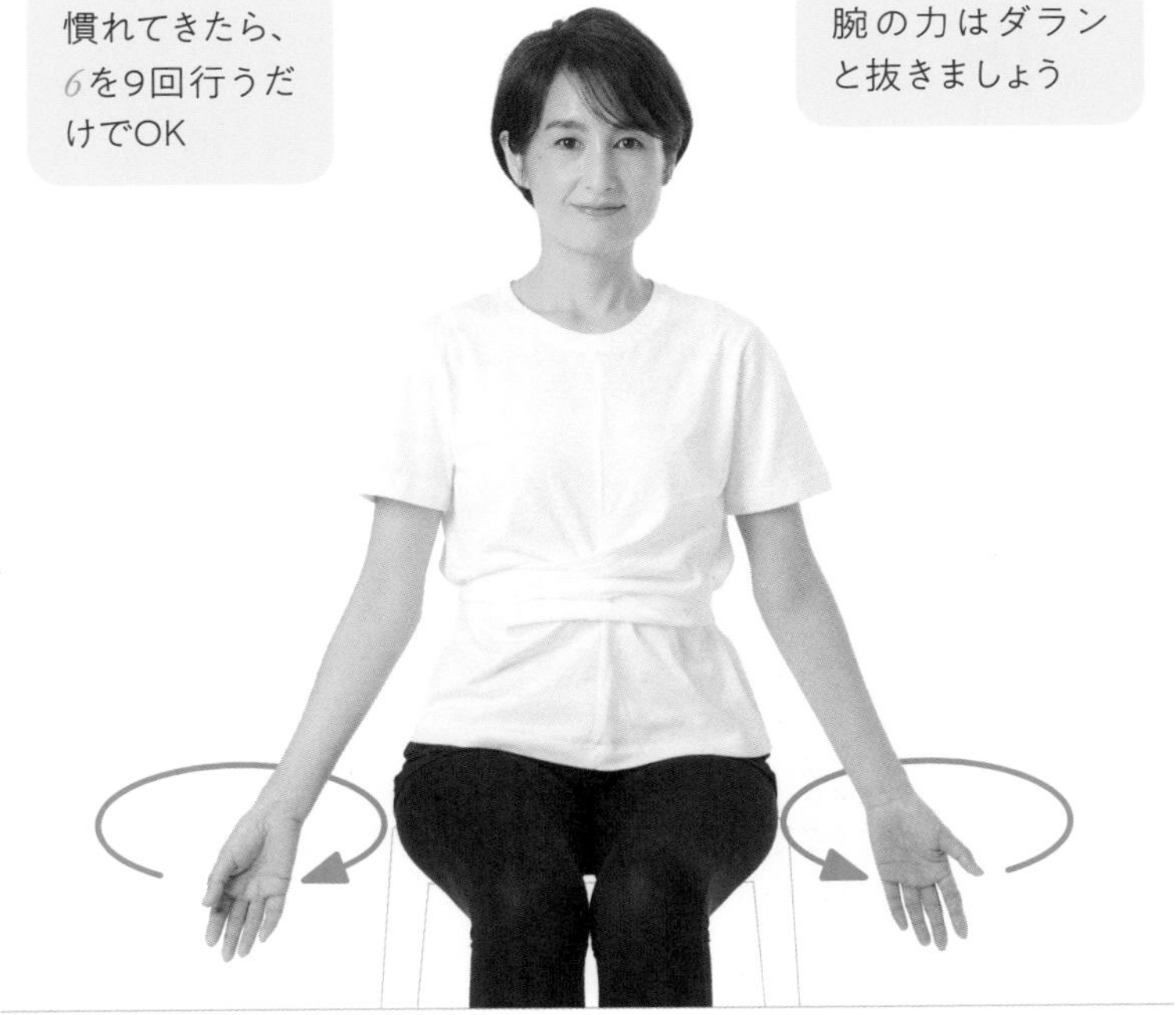

10秒ほぐし 3

腕上げウォーク

重心を上げる

下がってしまった重心が自然に上がります。
太もも、お尻の筋肉を意識しましょう。

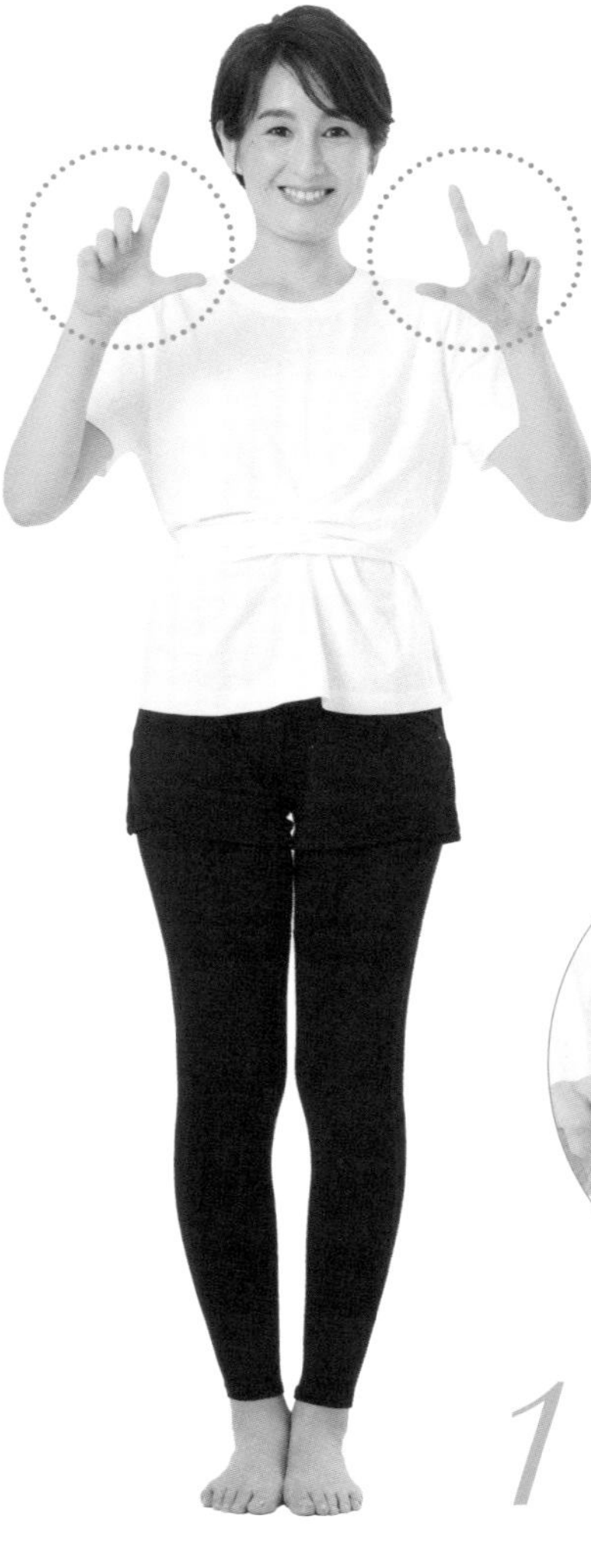

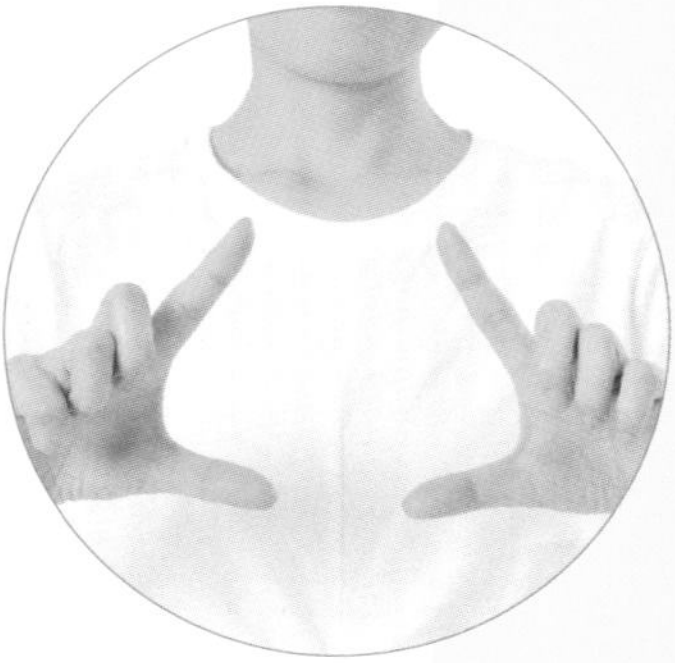

1 人さし指と親指を
立てた状態にします。

2

手の形を
そのままにして
腕を下ろし、
右脚を前に出します。

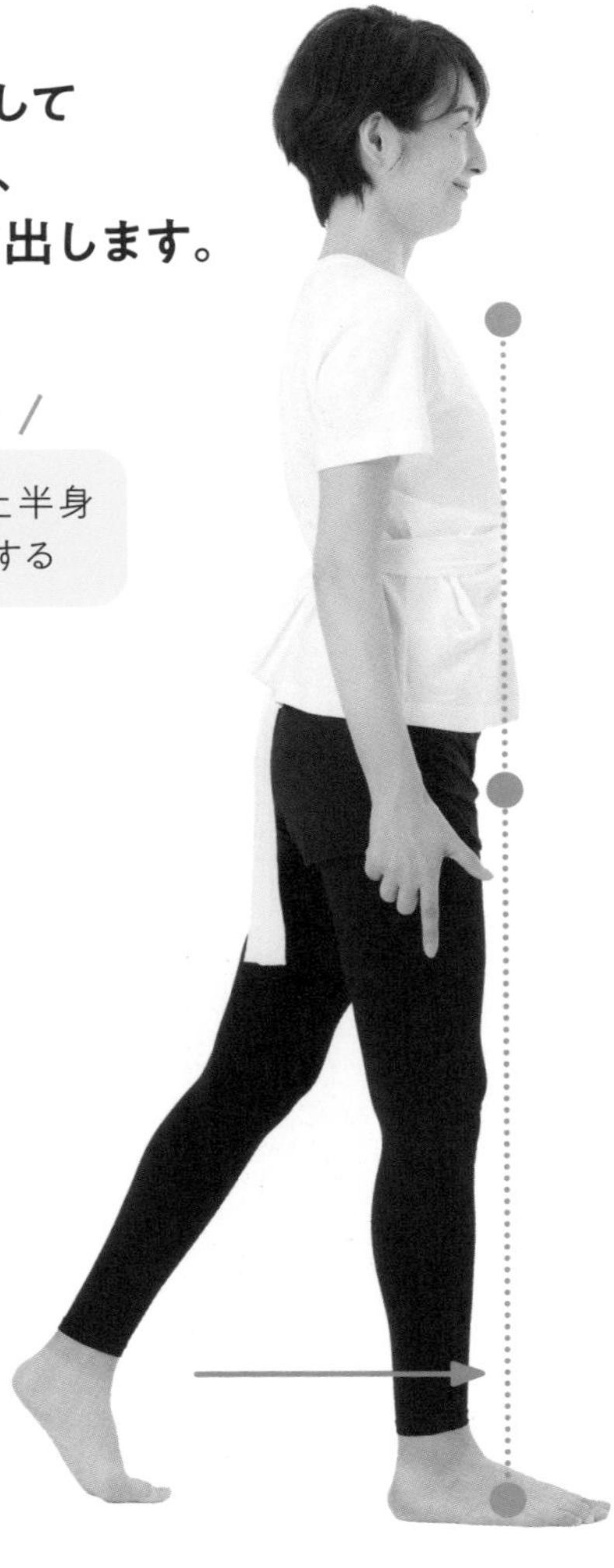

POINT

脚、骨盤、上半身
をまっすぐにする

3 前に出た脚と逆の左手を天井に向けて引き上げ、そのまま3秒キープします。

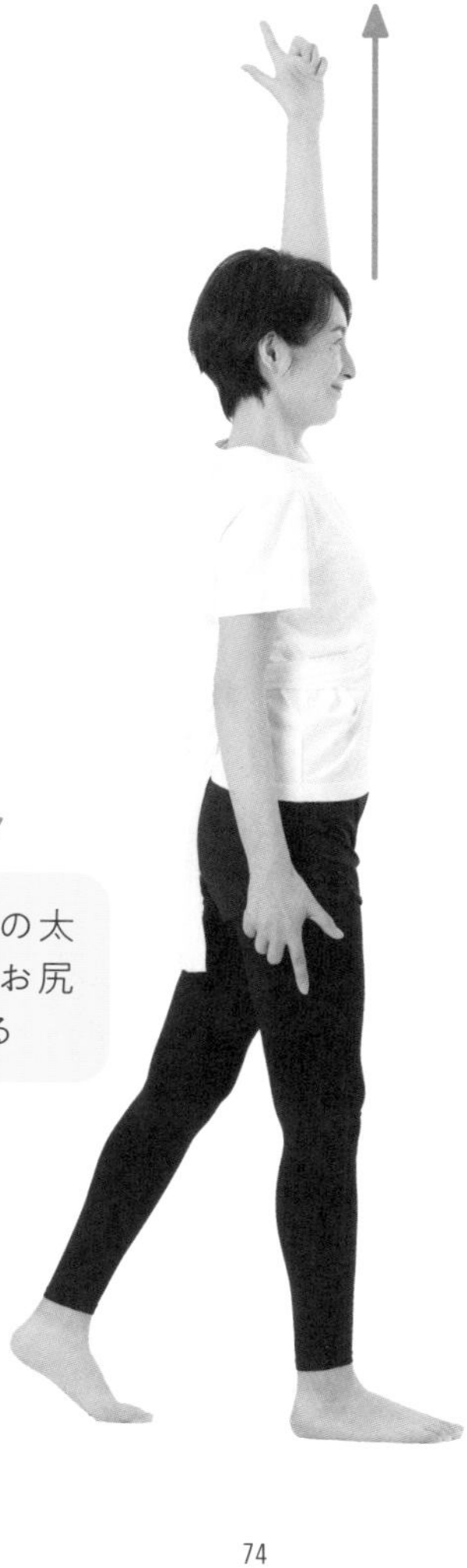

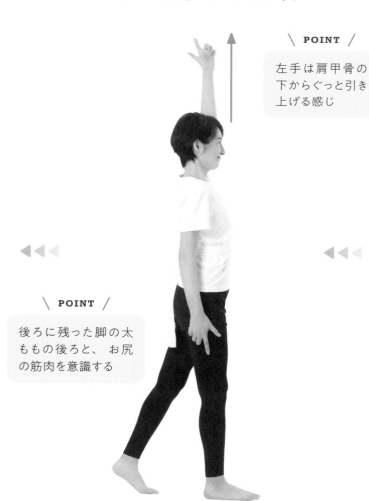

＼ POINT ／

左手は肩甲骨の下からぐっと引き上げる感じ

＼ POINT ／

後ろに残った脚の太ももの後ろと、お尻の筋肉を意識する

4 反対側の左脚を前に出し、右手を天井に向けて引き上げ、そのまま3秒キープします。

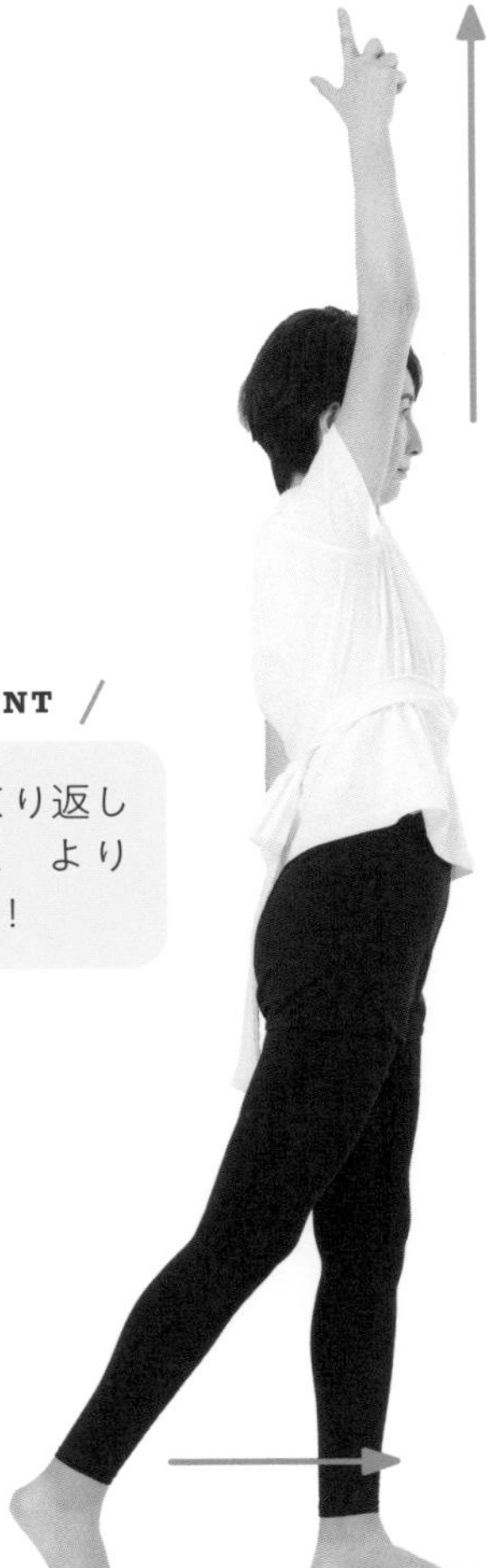

＼ POINT ／

3と4をくり返し歩くと、より効果UP！

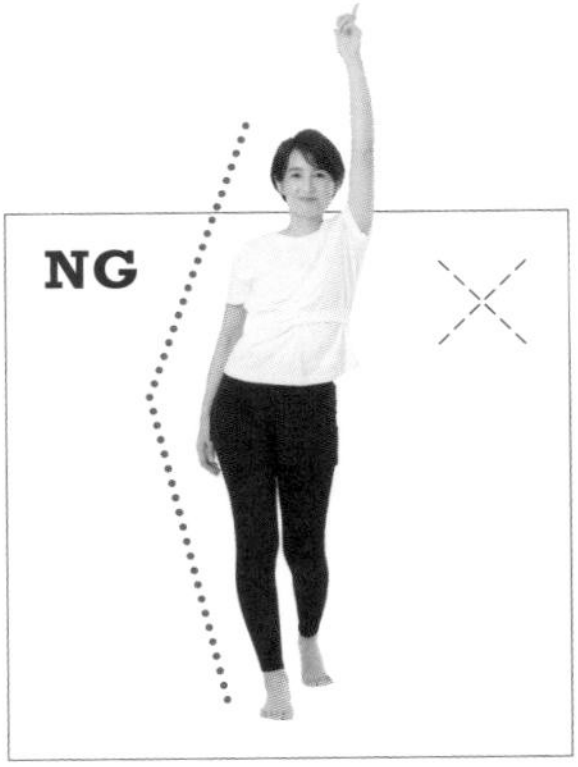

体が曲がっている

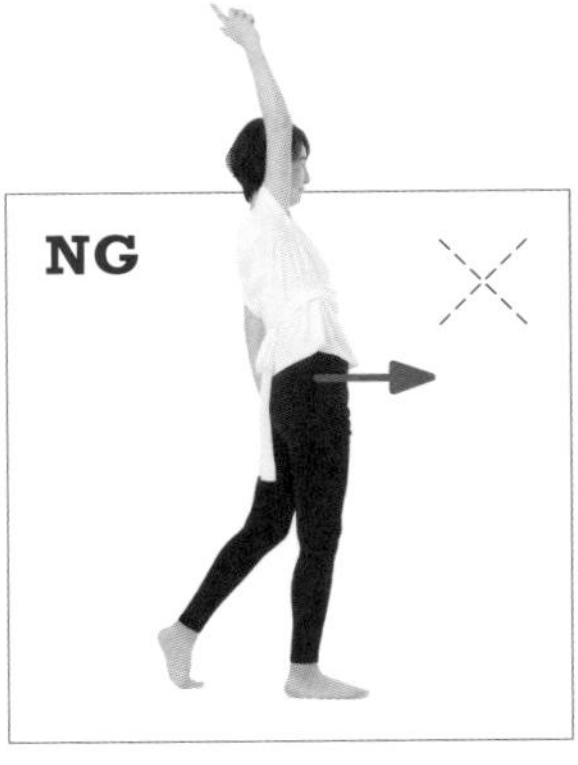

お腹が前に出ている

郵便はがき

おそれいりますが
63円切手を
お貼りください。

1028641

東京都千代田区平河町2-16-1
平河町森タワー13階

プレジデント社
書籍編集部 行

フリガナ		生年（西暦） 年	
氏名		男・女	歳
住所	〒 TEL （ ）		
メールアドレス			
職業または学校名			

ご記入いただいた個人情報につきましては、アンケート集計、事務連絡や弊社サービスに関するお知らせに利用させていただきます。法令に基づく場合を除き、ご本人の同意を得ることなく他に利用または提供することはありません。個人情報の開示・訂正・削除等についてはお客様相談窓口までお問い合わせください。以上にご同意の上、ご送付ください。
＜お客様相談窓口＞経営企画本部 TEL03-3237-3731
株式会社プレジデント社　個人情報保護管理者　経営企画本部長

の度はご購読ありがとうございます。アンケートにご協力ください。

のタイトル

ご購入のきっかけは何ですか?(○をお付けください。複数回答可)

1 タイトル　2 著者　3 内容・テーマ　4 帯のコピー
5 デザイン　6 人の勧め　7 インターネット
8 新聞・雑誌の広告(紙・誌名　)
9 新聞・雑誌の書評や記事(紙・誌名　)
10 その他(　)

●本書を購入した書店をお教えください。

書店名／　(所在地　)

●本書のご感想やご意見をお聞かせください。

●最近面白かった本、あるいは座右の一冊があればお教えください。

●今後お読みになりたいテーマや著者など、自由にお書きください。

どうもありがとうございました。

3章

背中をゆるめる「座り方」と「立ち方」

座るときも立つときも余計な力は使わない

人間は本来、**体に負荷をかけずに立ったり座ったり、歩いたりすることができます**。体に負荷をかけないというのは、筋肉に余計な力を込めない、ということです。**無理も我慢もいらないのが本来の自然な状態**です。

なぜ余計な力を入れる必要がないかというと、人の骨格は、骨だけでバランスよく立ったり、座ったり、動けたりするようにできているからです。

積み木を、ただ単純に積み上げていく様子をイメージしてみてください。

人の骨格も同じで、筋肉に余計な力を入れなくても、本来は骨だけで体を支え、バランスがとれるようにできています。

骨だけでバランス良く座り、立つことができるようになると、その姿勢を続けていても疲れません。逆に、疲れる姿勢というのは、良い姿勢ではありません。背筋をピンと伸ばした姿勢や、胸を張った姿勢がこれにあたります。面接や食事会などのかしこまった場で長時間座っていて、背中や腰がパンパンになったということはありませんか？

行列に並んでいるだけで、足腰が疲れてしまうことはありませんか？

思い当たる人は、知らず知らずのうちに、体に負荷をかけるような座り方・立ち方が身に付いてしまっています。

崩れた姿勢は、筋肉の固さに直結します。長時間、崩れた姿勢で過ごすと、筋肉に負荷がかかり、収縮して固くなります。この収縮状態が続くと、そのまま固まってしまうからです。**すべてのカギは、姿勢なのです。**

よく誤解されるのですが、「ダラッと力を抜いている姿勢」か「力を込めてがんばっている姿勢」かの二者択一ではありません。**そのどちらでもない、「ラクでがんばらなくてもいい姿勢」があるのです。**

この章では、骨を正しいポジションに戻し、背中をゆるめてくれる「疲れない姿勢」を紹介していきます。

よりラクに、より疲れなくなる姿勢

人は寝ている時間以外、座っている時間と立っている時間がほとんどを占めています。座る時間は、デスクワークはもちろん、食事や車の運転、公共交通機関での移動、ソファでくつろぐ時間も含みます。立つ時間は、レジや信号待ち、料理や洗濯などの家事、歯磨きやドライヤーをかける時間など、日常の中に細切れに存在します。

この日常の座る・立つ時間の質をほんの少し上げることができれば、ただそれだけで筋肉はどんどんゆるんでいきます。私はこれを**「日常動作の質が上がる」**と表現しています。

座るときも立つときも、意識するポイントは同じです。これから紹介するのは、**日常の動作がよりラクになり、より疲れなくなる姿勢**です。

意識する点

① 内側にねじれた腕を戻す
② 首の位置を戻す

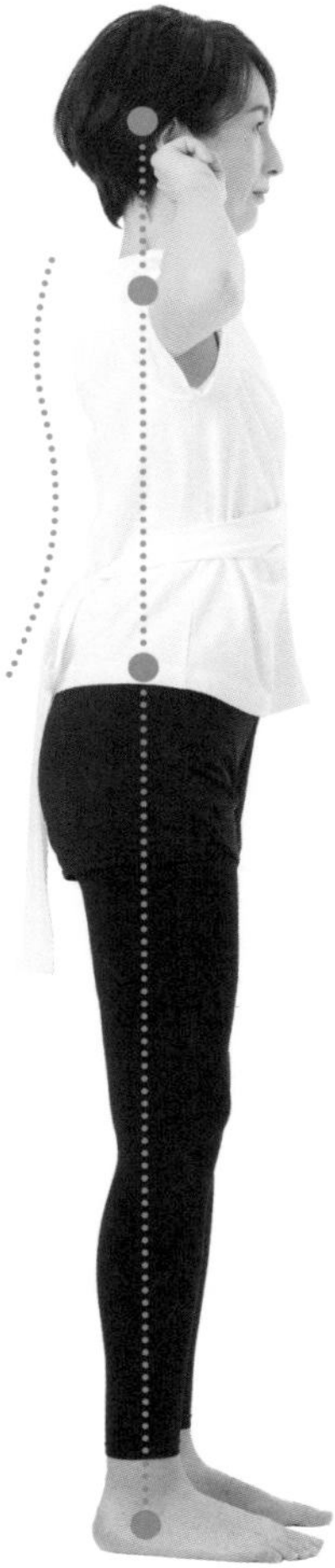

正しい立ち方

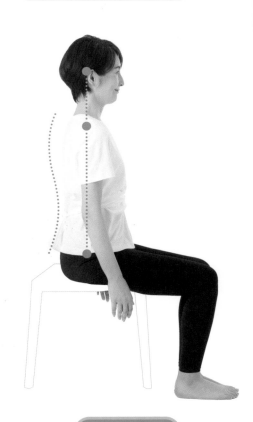

正しい座り方

NGな座り方

力が入った姿勢も、ダラッとした姿勢も体に負担のかかる姿勢です。こんな座り方をしていないか見直しましょう。

背筋をピーンと伸ばして座る

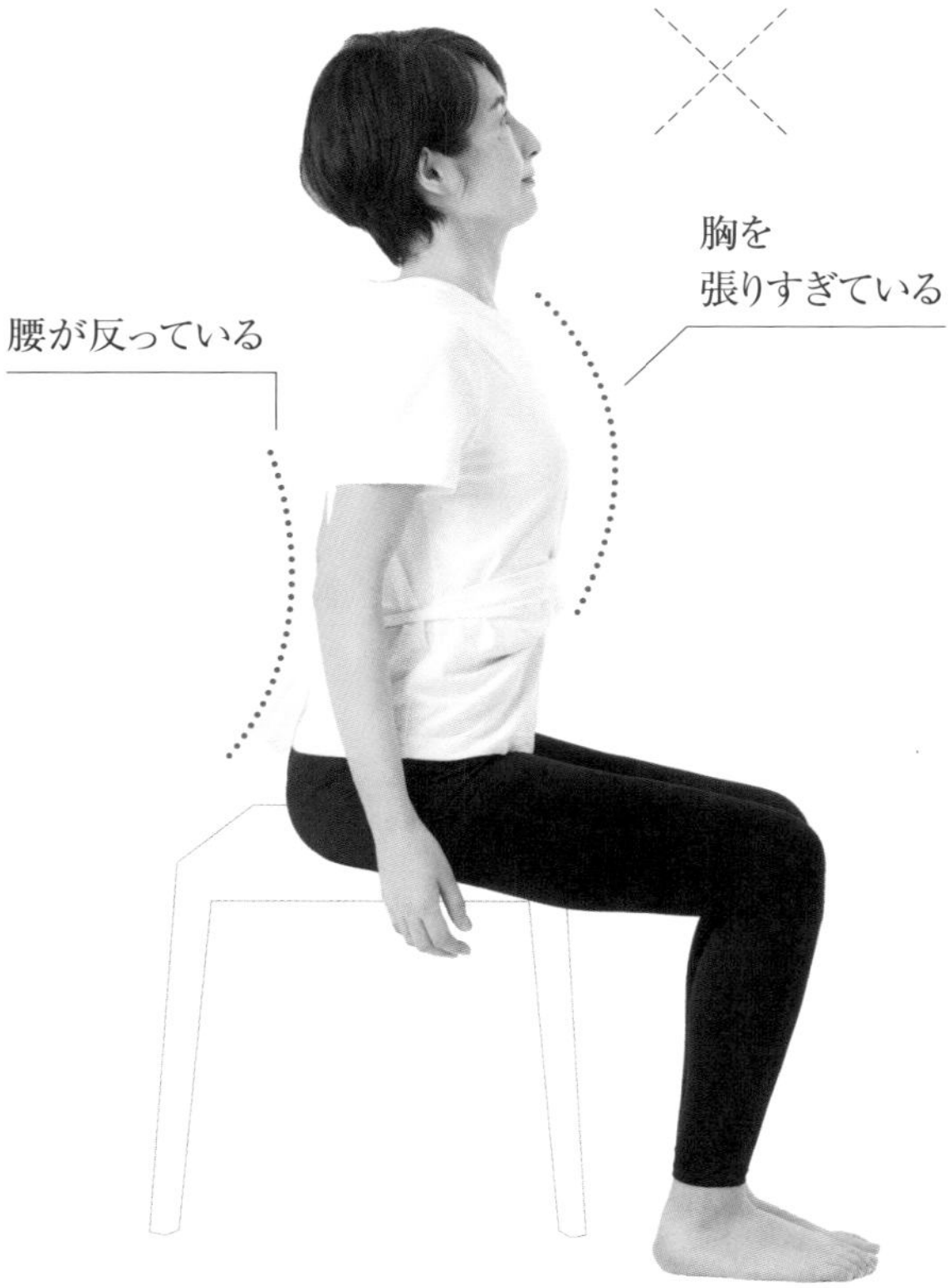

背中が丸まり、あごをつき出して座る

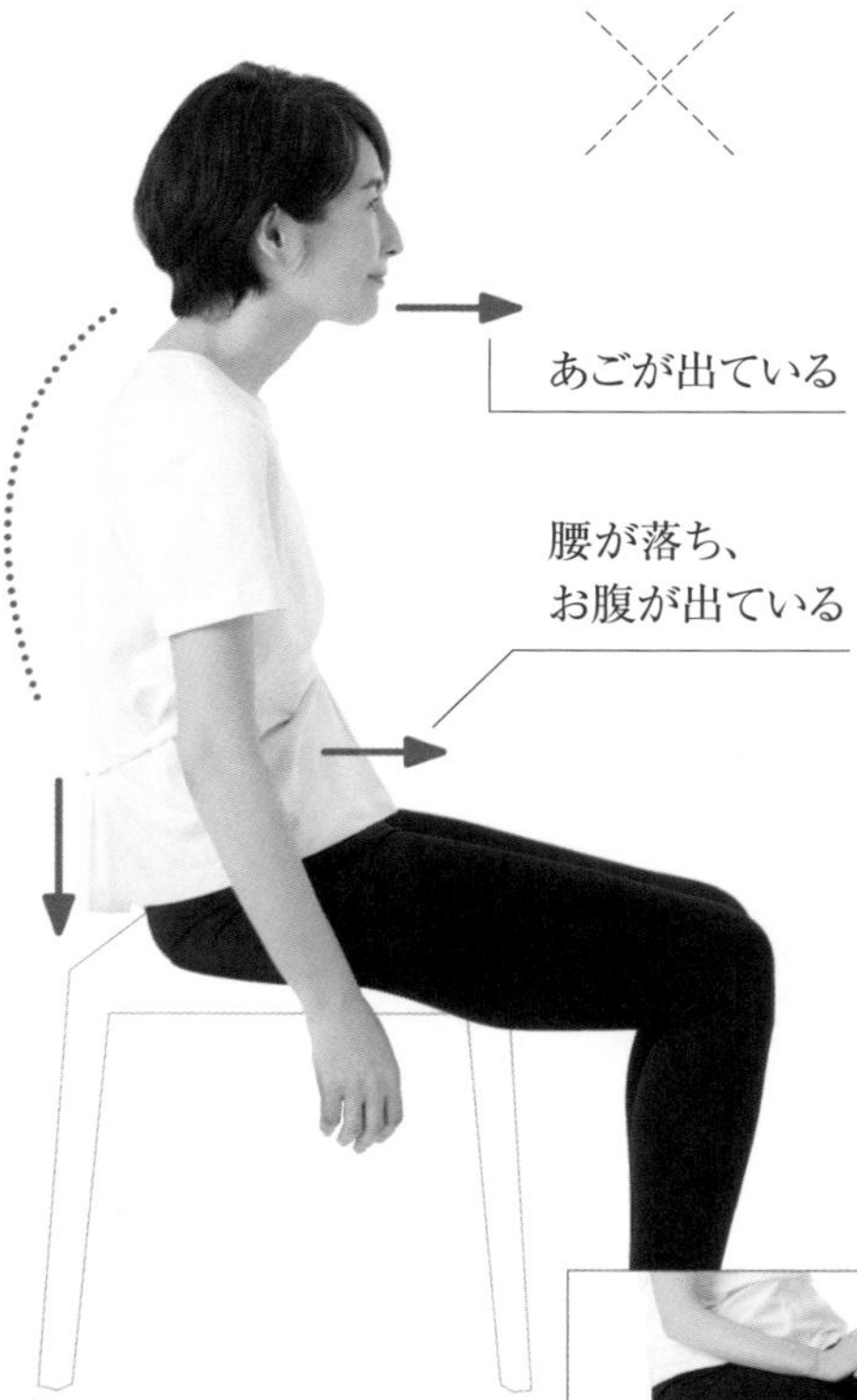

注意!!

骨盤まわりの筋肉がねじれるため脚は組まないように。脚を組みたくなるのは腰が落ちているからです。次のページの座り方で、骨盤を立てましょう。

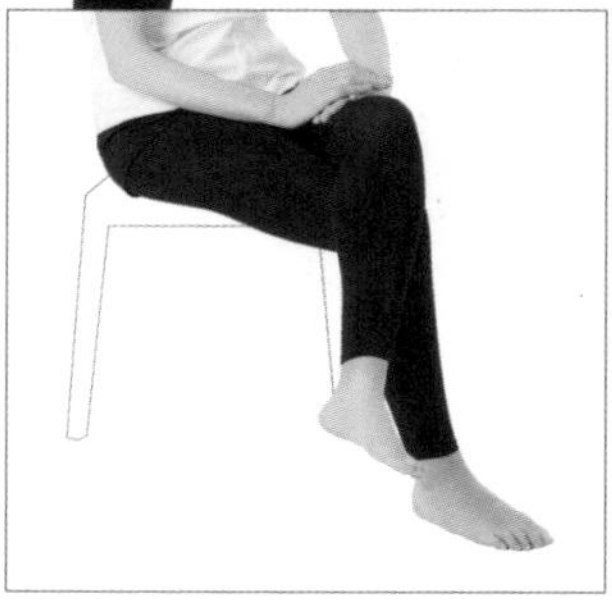

背中をゆるめる
座り方

体を
ゆるめて
正しく腰を
起こす

正しい位置で座れば、長時間座り続けても疲れません。
崩れてきたら直しましょう。

1 背中を丸めた状態で脚の付け根に両手をチョップして、 腰を起こします。

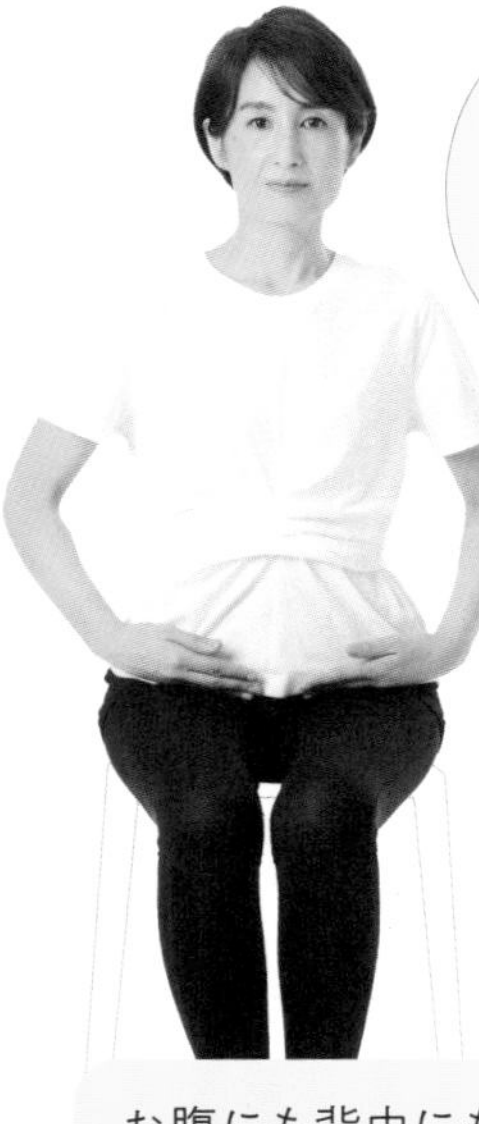

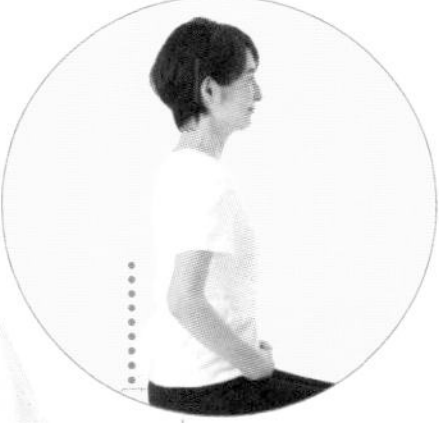

横から

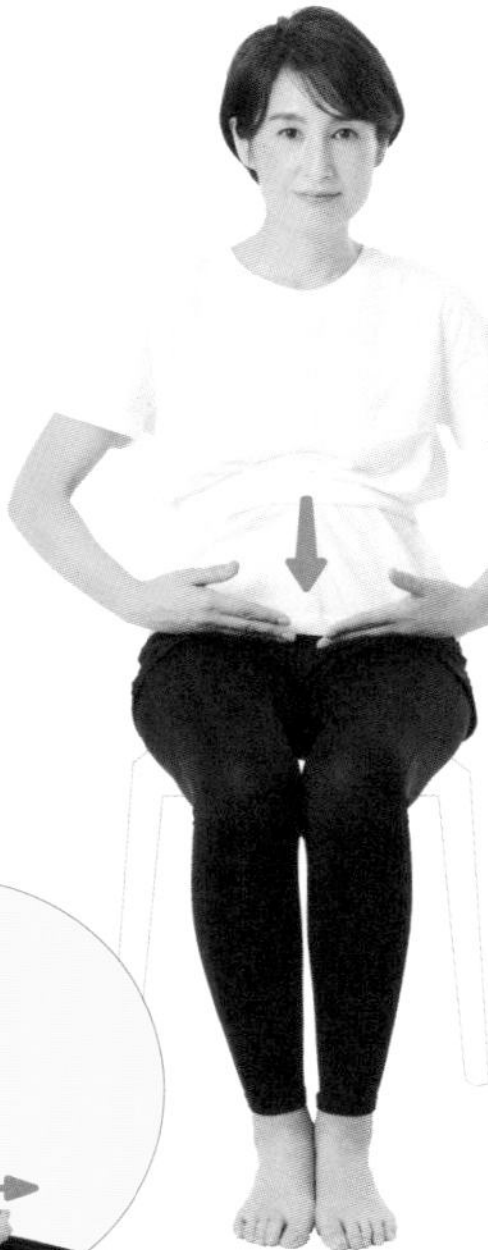

横から

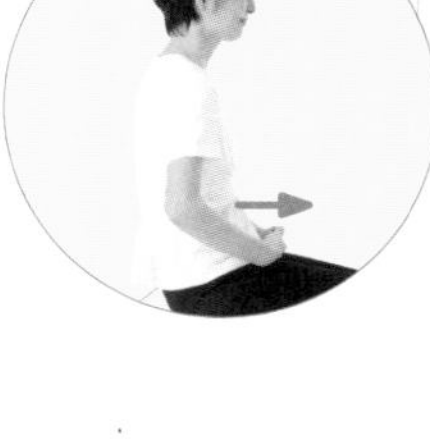

お腹にも背中にも
力を込めない

POINT

2 腕を外側にひねり、手のひらを前に向けます。

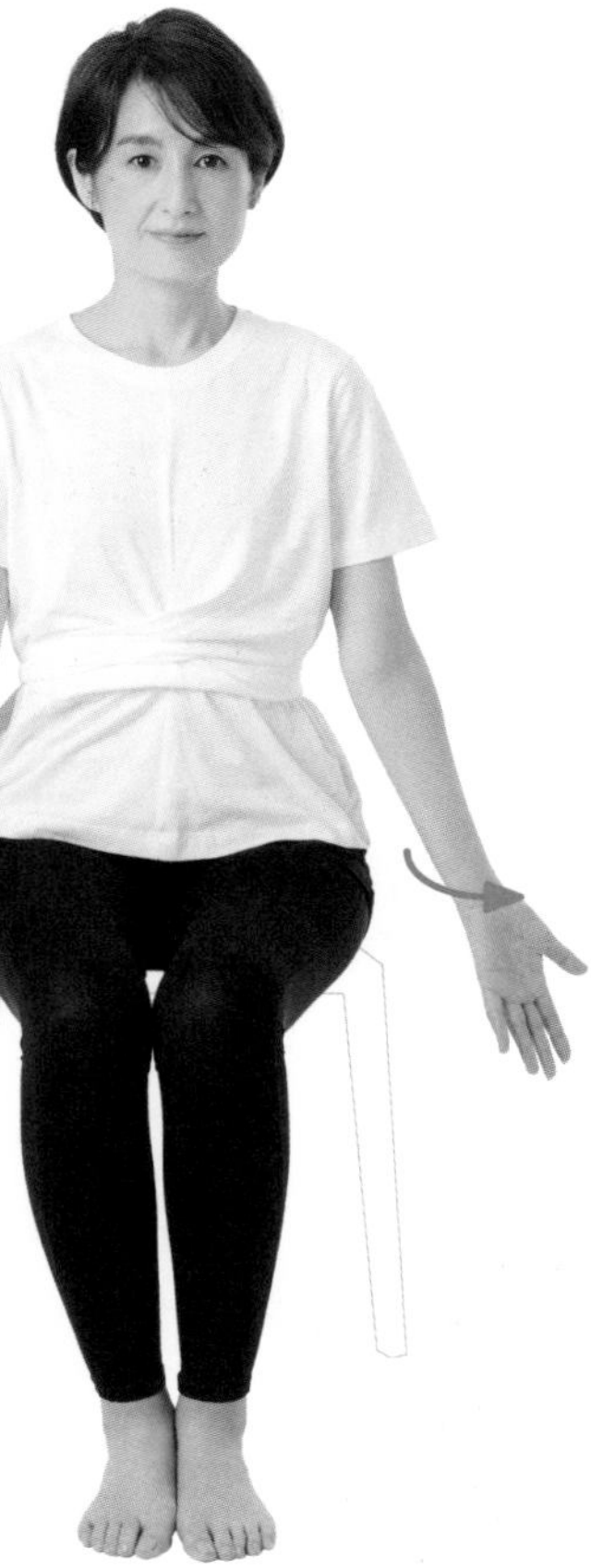

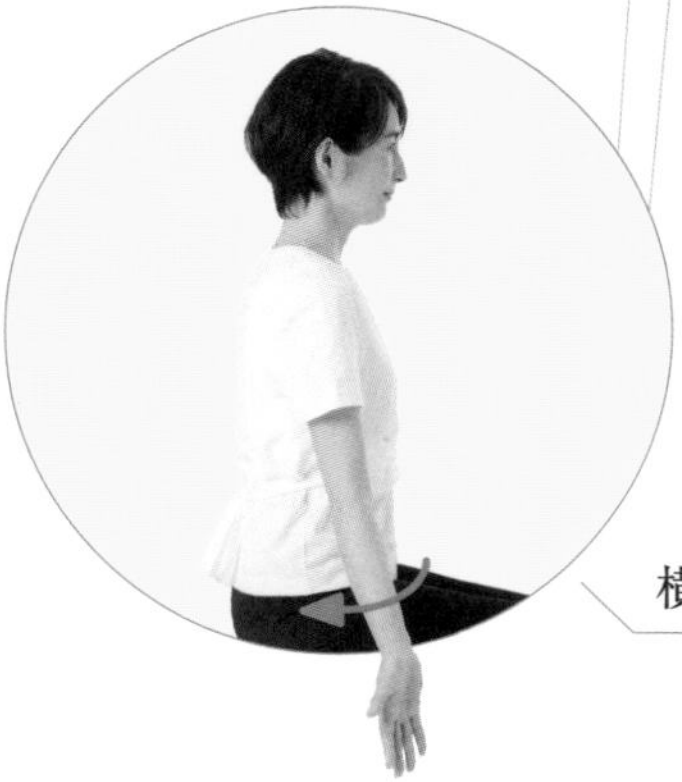

横から

3 そのままの位置で肩を耳に近づけるように上げ、 みぞおちを上げたまま、腕を後ろに下げてから下ろします。

横から

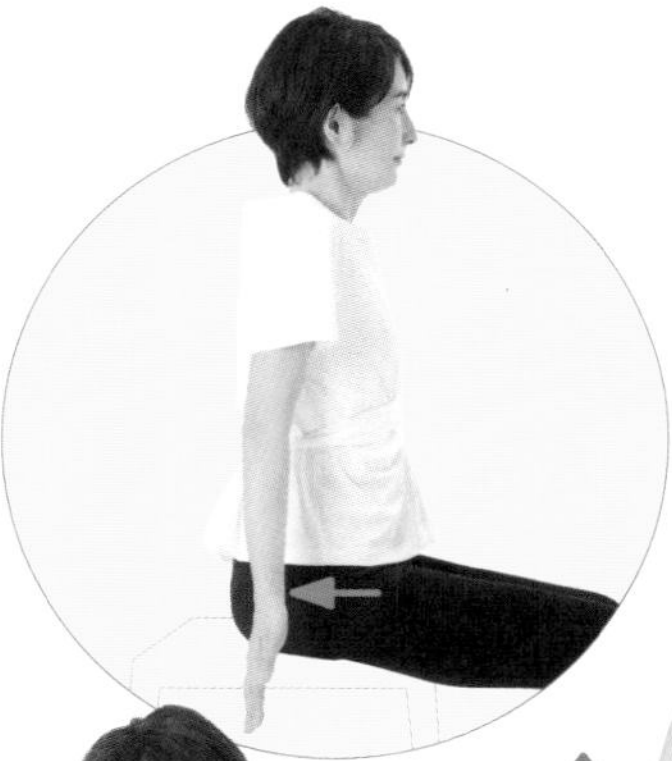

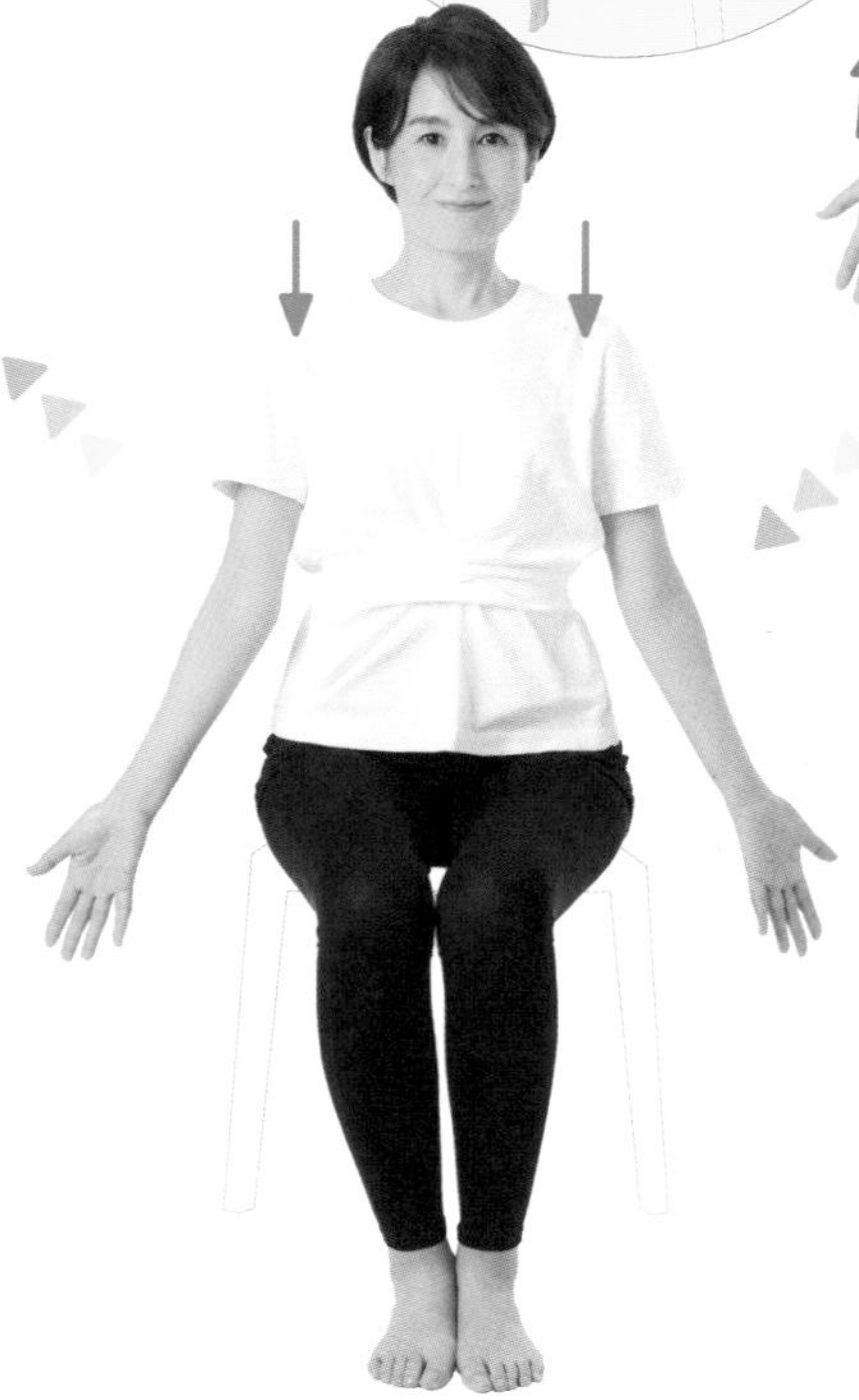

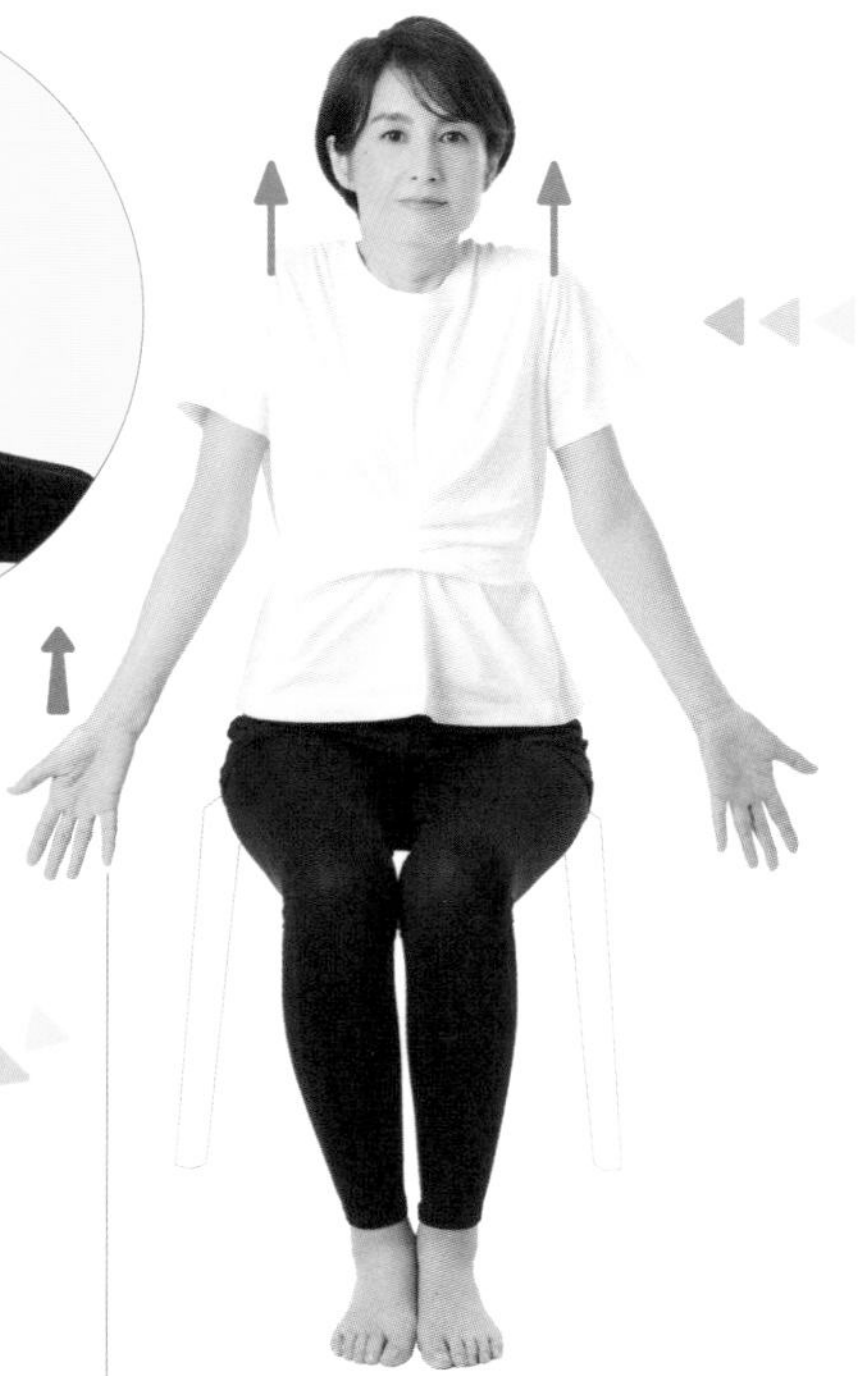

後ろに下げる

4 顔を上げて真上を見てから、 あごを引きます。これで首の位置が整い、胸も自然に上がります。

横から

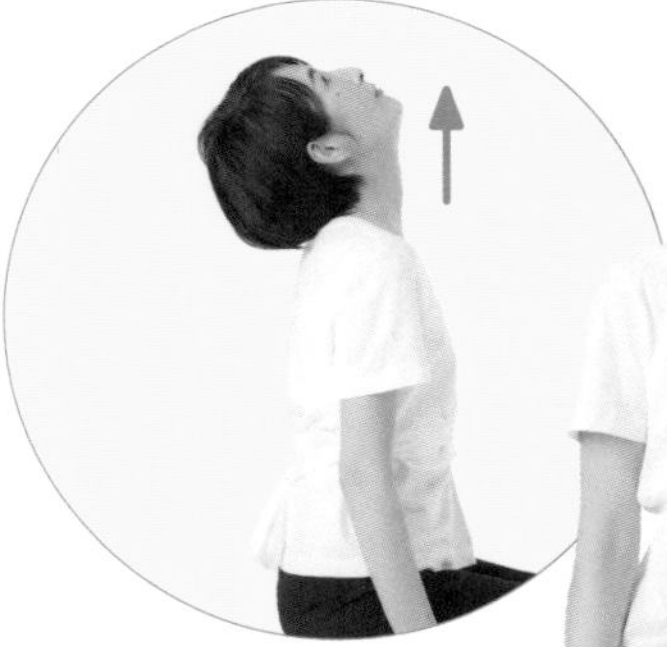

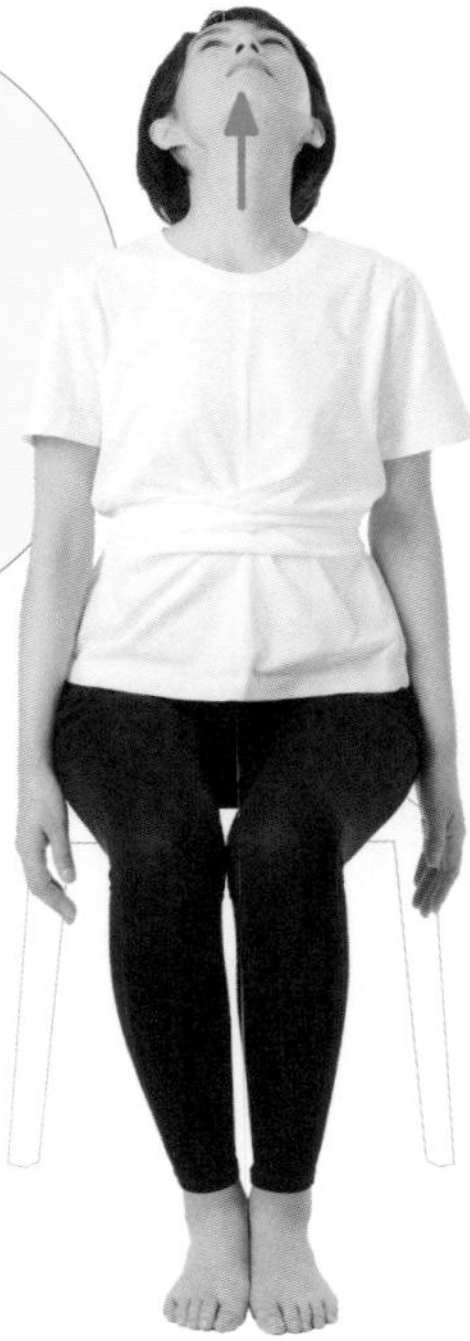

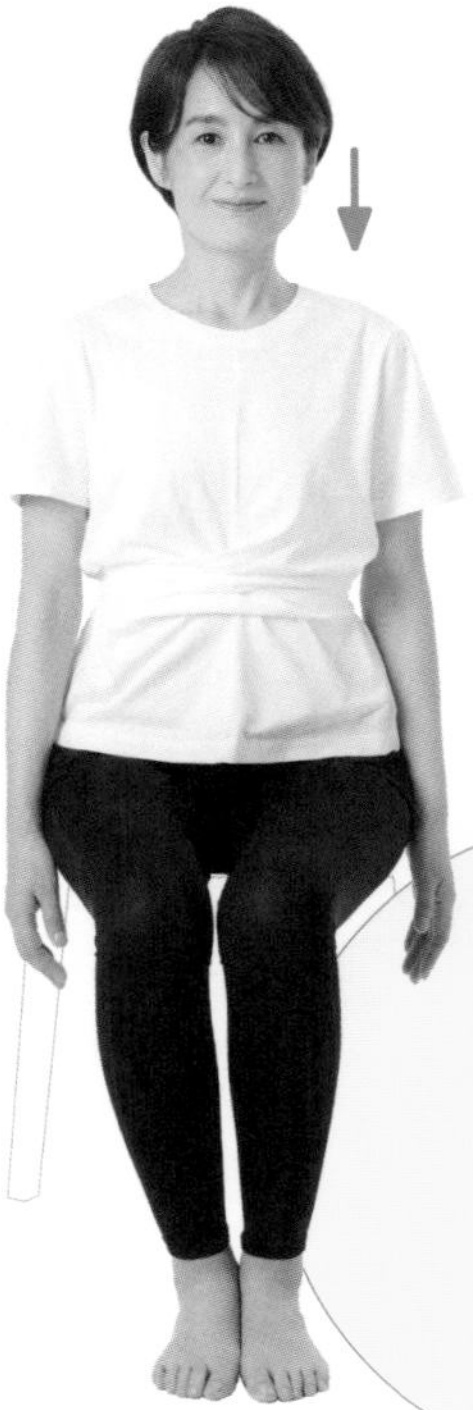

横から

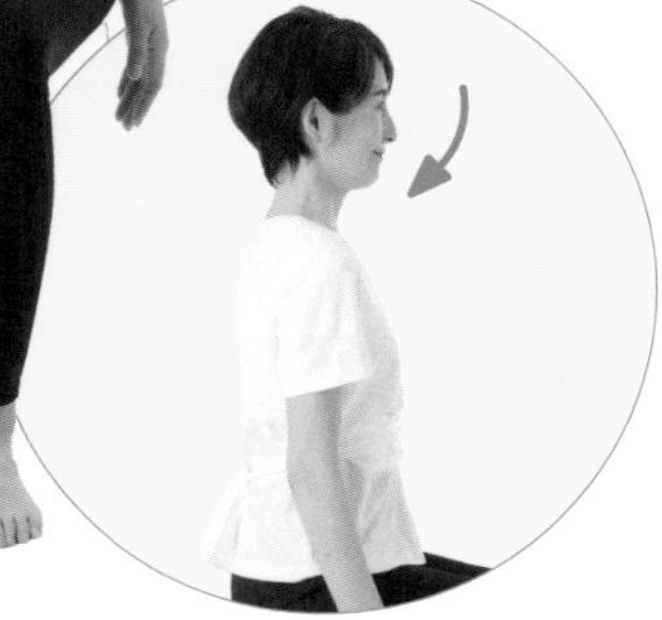

＼ POINT ／

顔を正面に戻すとき、 耳たぶの位置は変えない

座り方別

背中をゆるめるポイント

床に座ったりイスに座ったり、目的により姿勢や座位が大きく変わります。常に心がけておくといいでしょう。

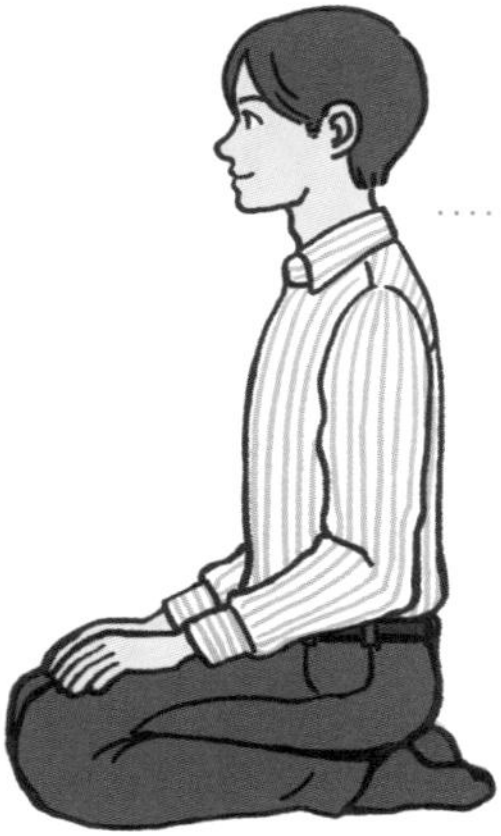

正座

84ページのように付け根をチョップして腰を起こし、背中が丸くならないようにします。60ページの「手のひら返し」で姿勢を正しましょう。

ソファに座る

お尻を背もたれにつけます。体勢をこまめに変えましょう。

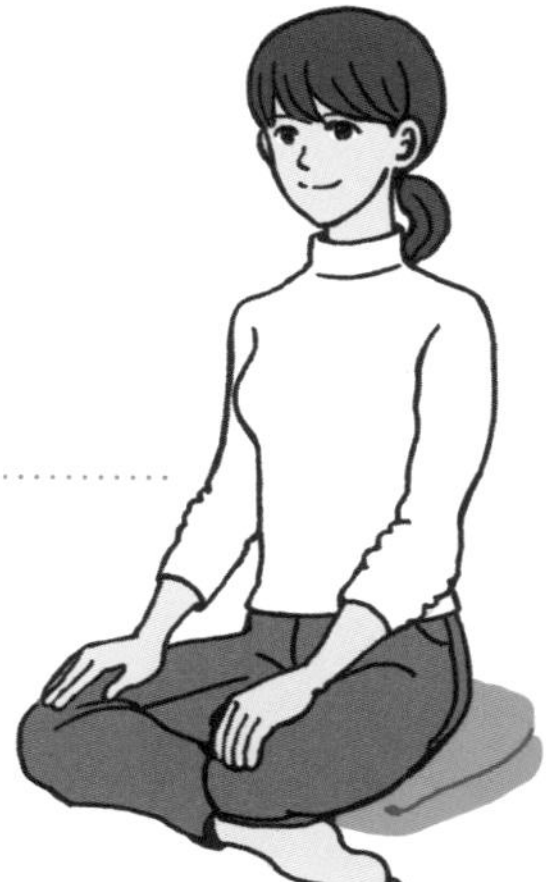

あぐら

腰が落ちないように片脚だけ内股にするか、お尻の下にタオルを敷いてもいいでしょう。

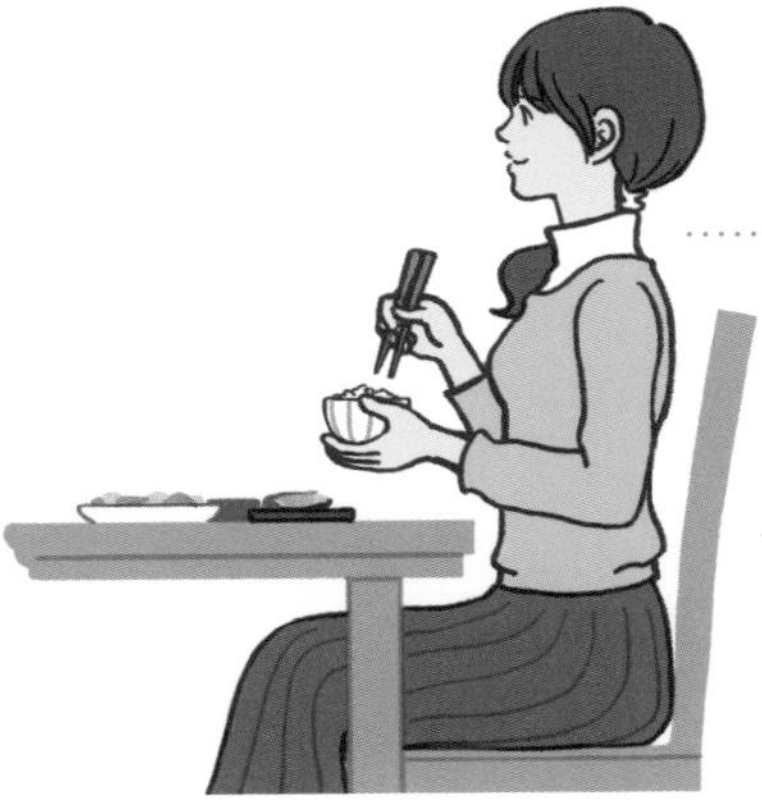

食事をする

ひじをつかず、 脚を組まないように。背中が丸くなると胃腸を圧迫するので、84ページのように腰を起こします。

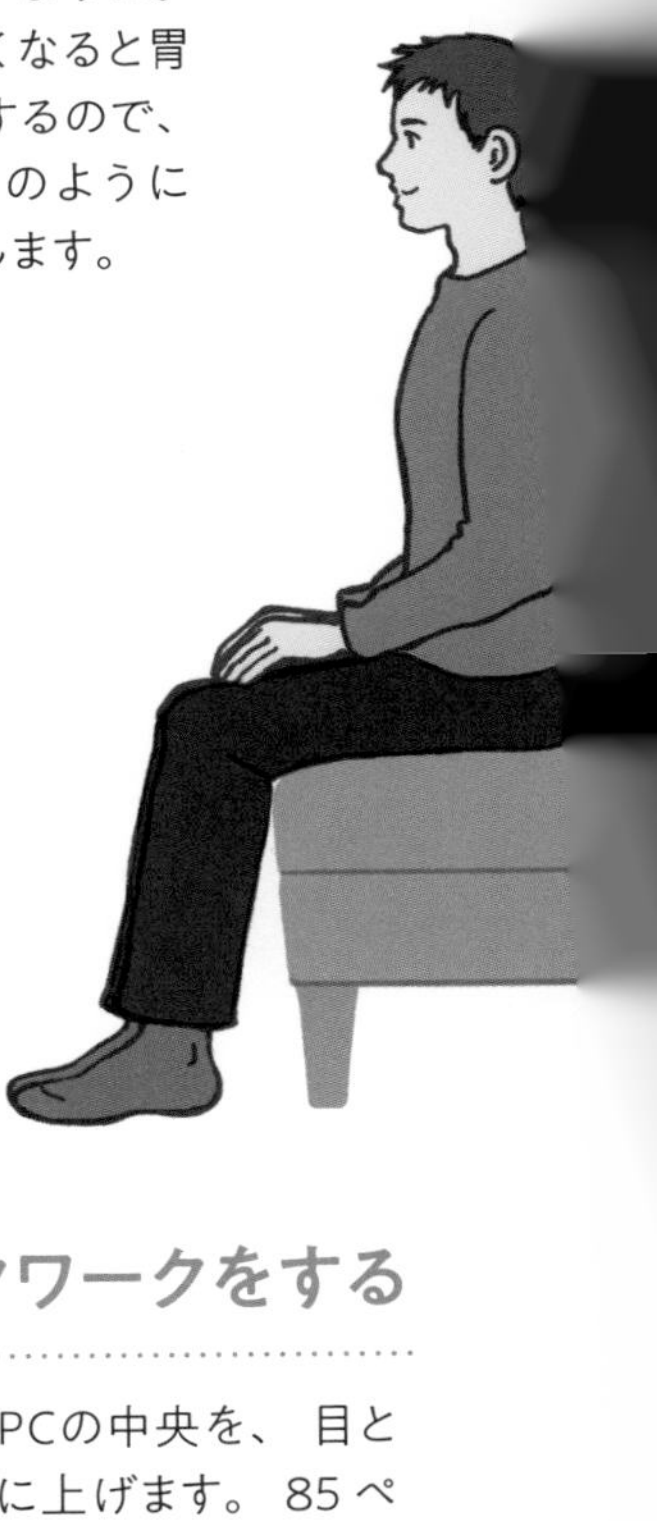

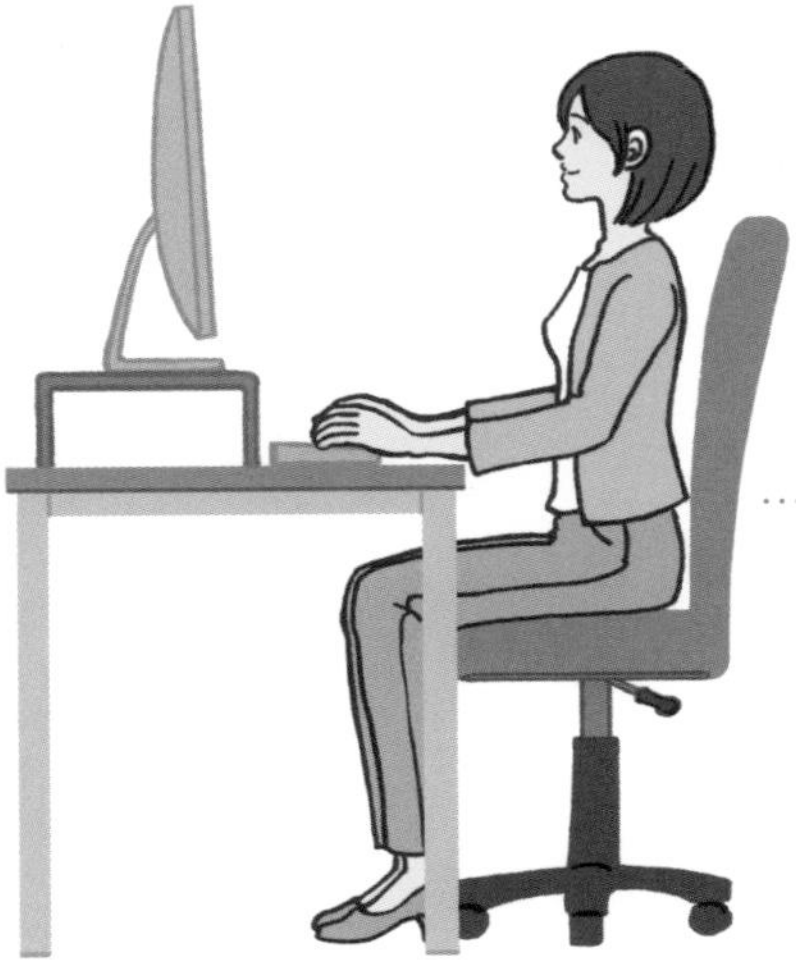

デスクワークをする

スマホやPCの中央を、 目と同じ高さに上げます。 85ページのように一度手のひらを前に向けてからひじを曲げてください。 60ページの「手のひら返し」 をしましょう。

NGな立ち方

見た目が悪いだけでなく、体の中にまで不調を来すことも。このような立ち方をしていないか、確認してみましょう。

胸を張り、反り腰で立つ

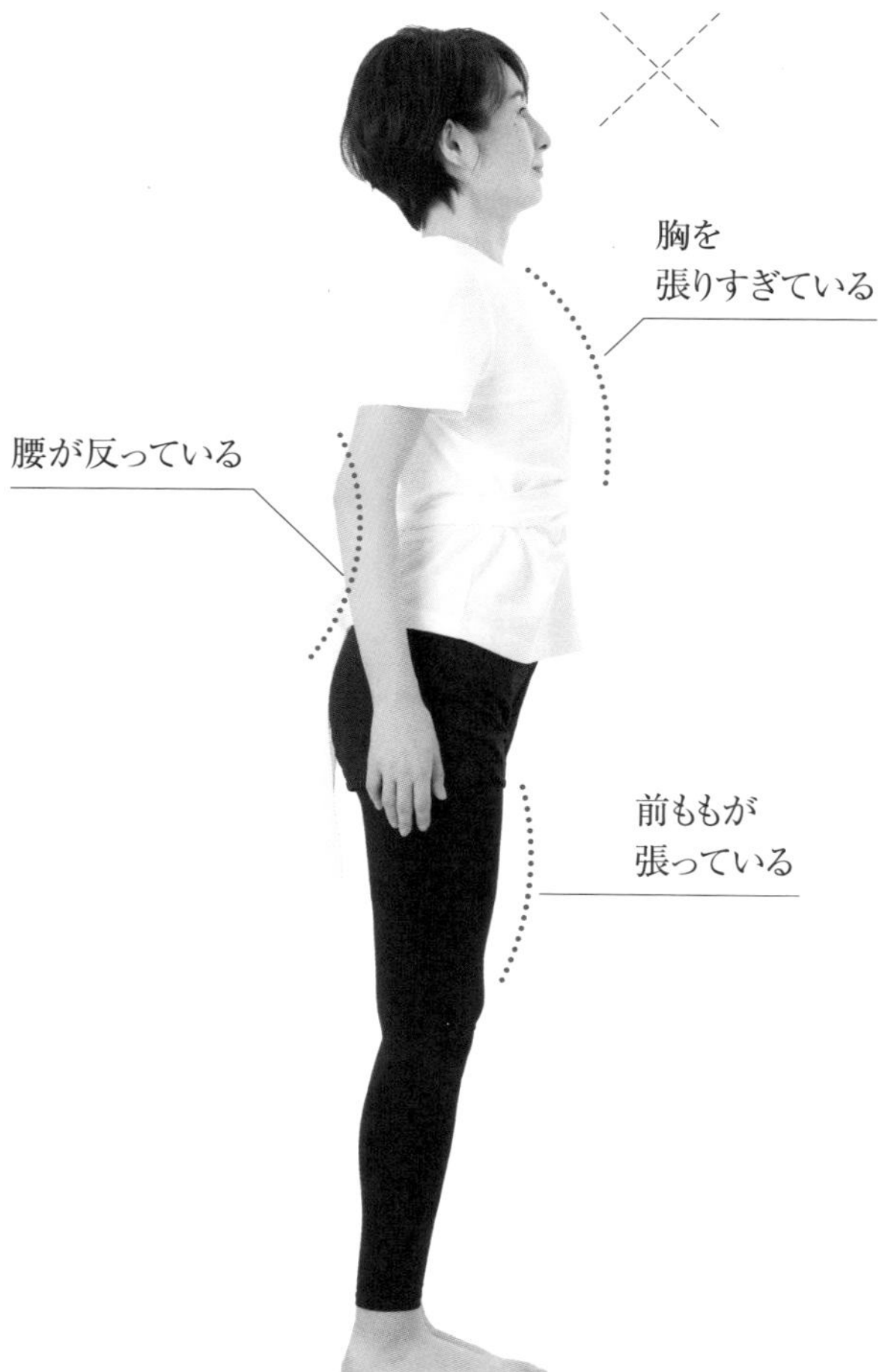

腰が落ちて、お腹を前に出して立つ

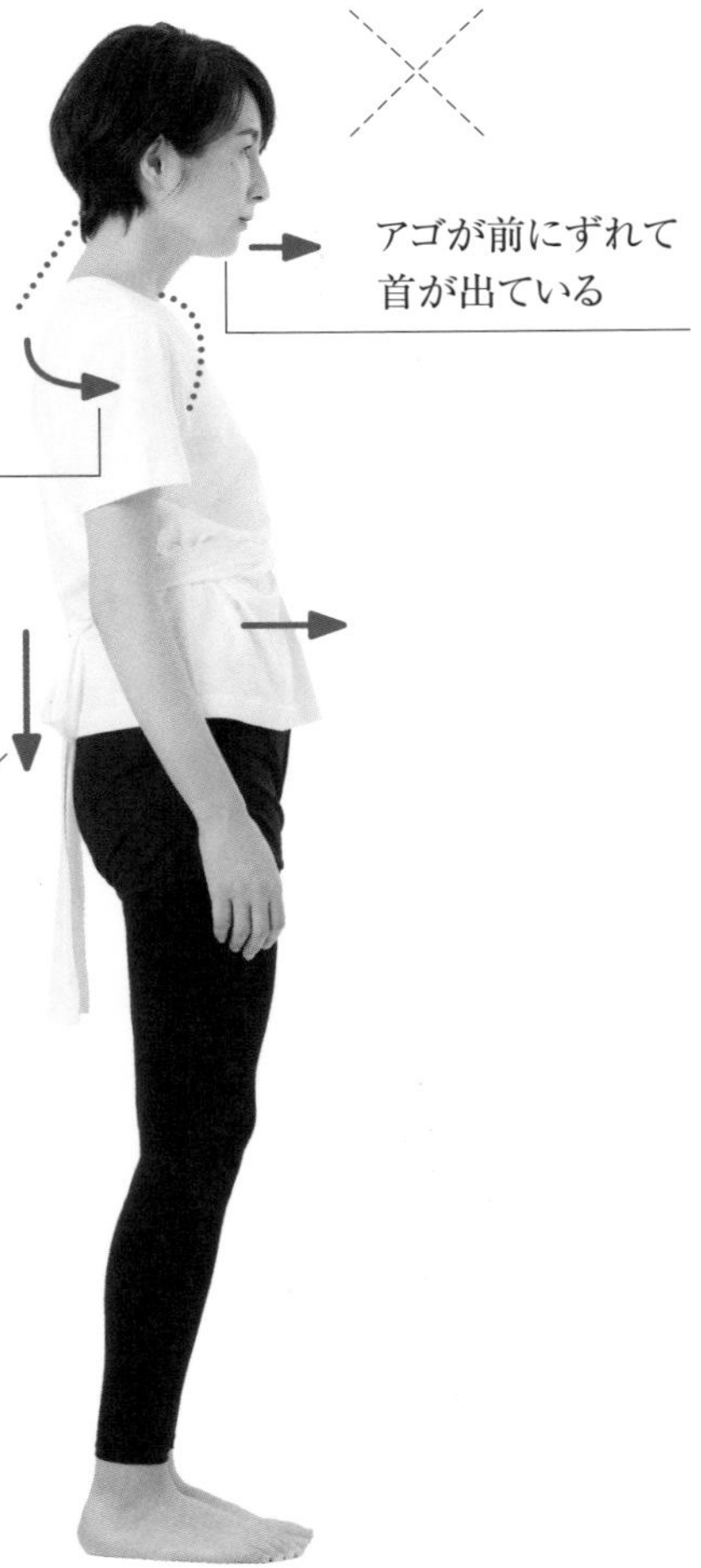
肩が巻いている
腰が落ち、
お腹が出ている

キッチンや洗面台に立ったとき、お腹が縁についていないかチェックしてみましょう。

背中をゆるめる立ち方

足の裏全体を使って

体のバランスが崩れていると、どこかに偏りが出てくるもの。
足裏のかかと・足の親指・小指の3点を意識して立ちましょう。

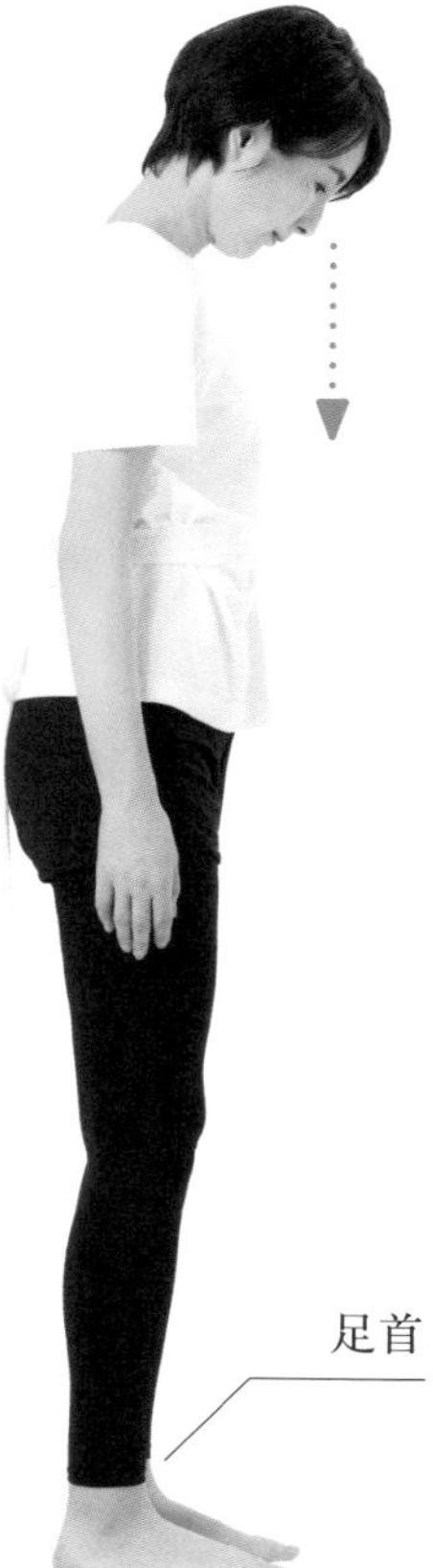

POINT

上半身を倒してのぞきこまないように

1

いつものように立ち、首から上を下げて足首が見えるかチェックします。

2 足首が見えなかったら、おへそにチョップをして、足首が見えるところまで上半身を折り曲げます。

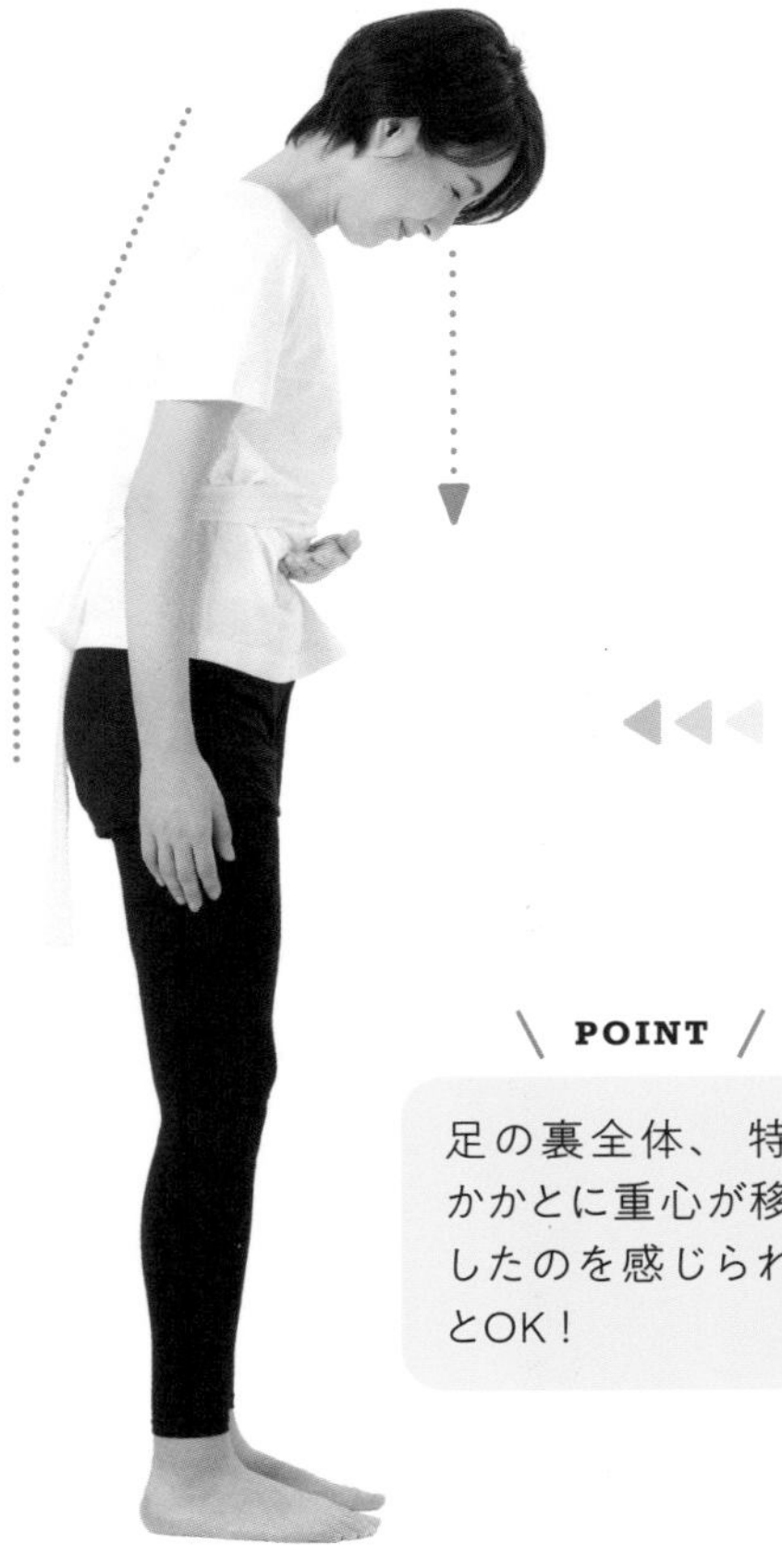

＼ POINT ／

股関節《こかんせつ》を曲げないように気をつける

＼ POINT ／

足の裏全体、特にかかとに重心が移動したのを感じられるとOK！

3 足首を見たまま腕を外側に向けて、同時に肩を耳元まで持ち上げます。

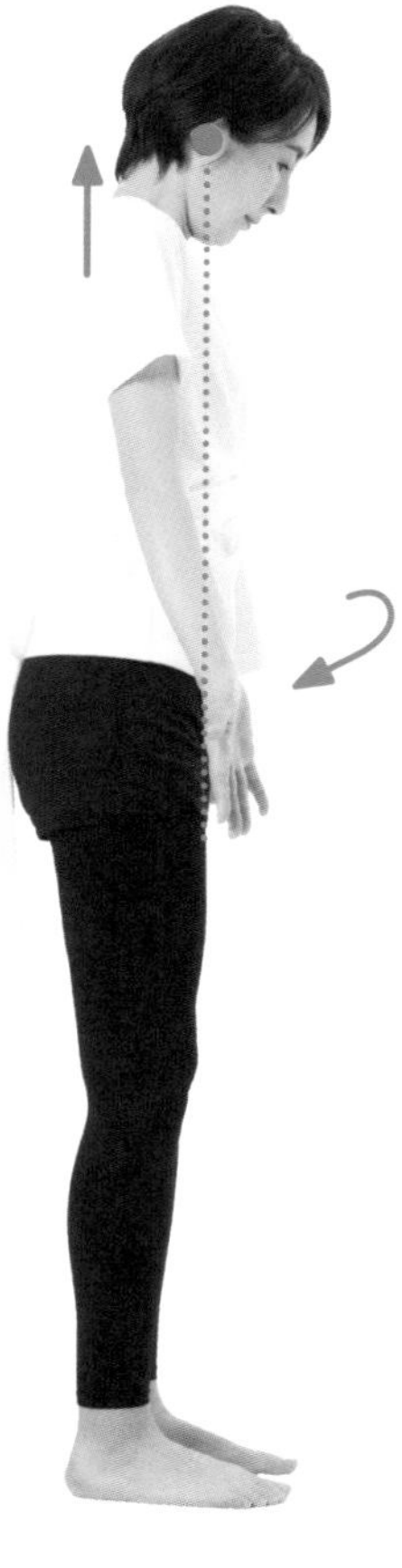

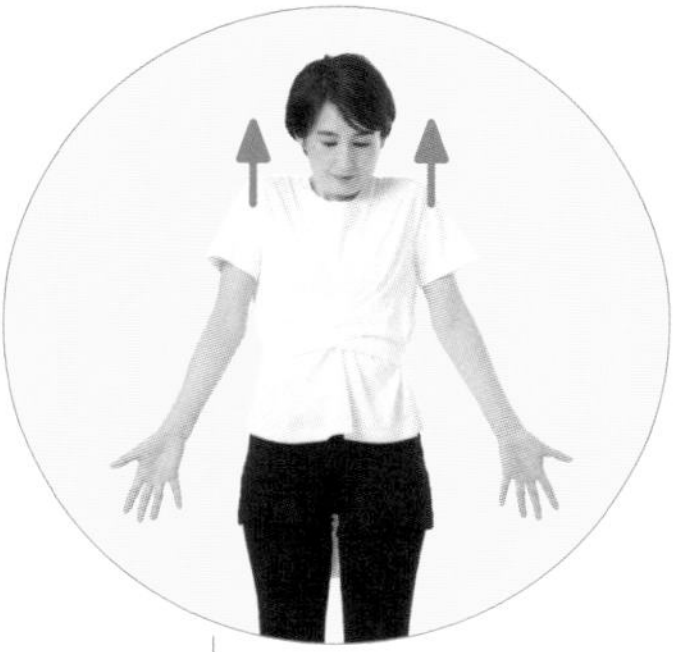

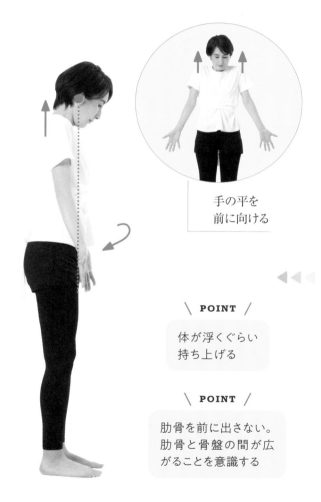

手の平を
前に向ける

＼ POINT ／

体が浮くぐらい
持ち上げる

＼ POINT ／

肋骨を前に出さない。
肋骨と骨盤の間が広
がることを意識する

4 みぞおちを上げたまま腕を後ろに下げます。その後、 みぞおちは上げたままで肩を下ろします。

\ POINT /

上半身が後ろに倒れないように注意

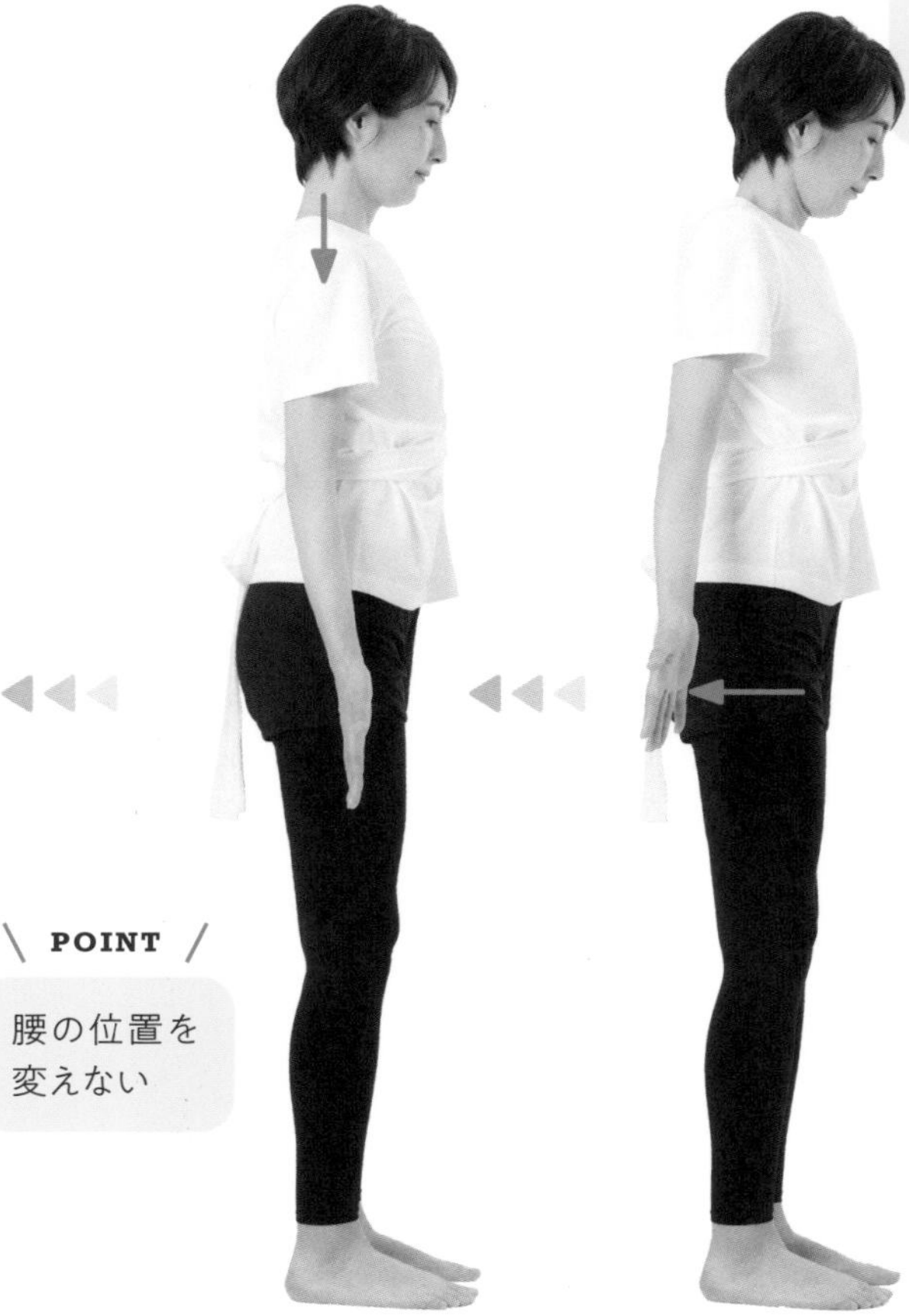

\ POINT /

腰の位置を変えない

5 肩から下はそのままで、天井を見上げてから顔を正面に戻します。腕を下ろして手首、肩をラクにします。首の根元がスッと起き上がります。

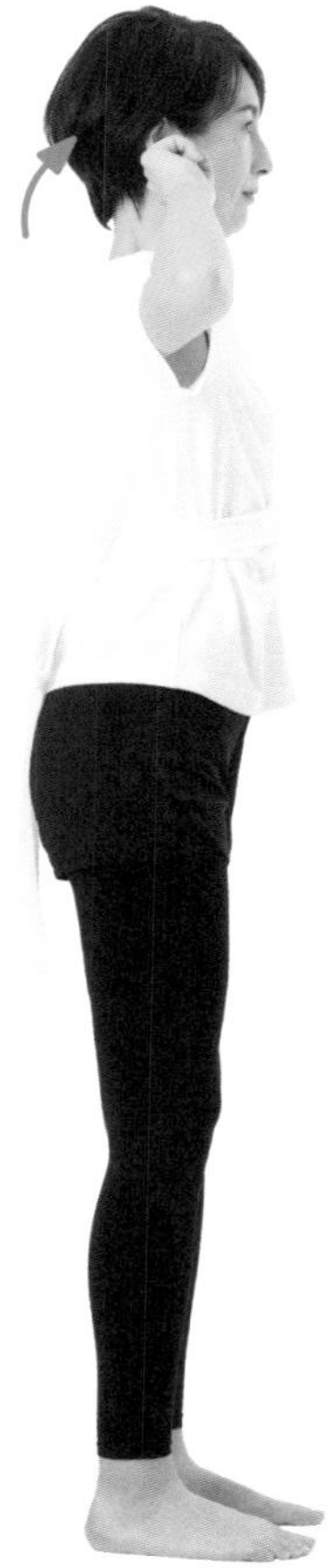

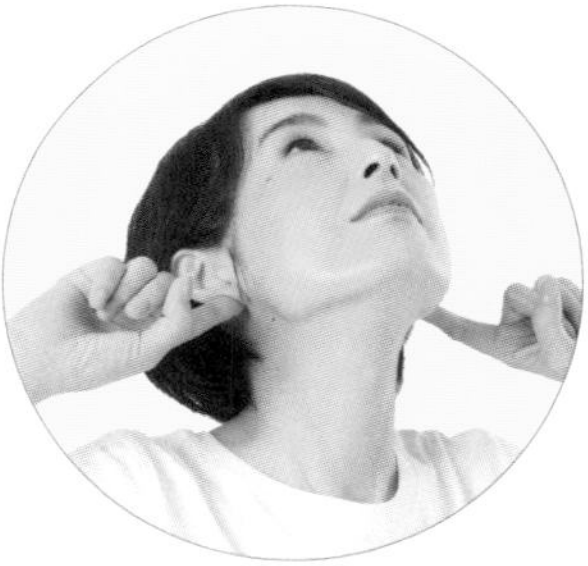

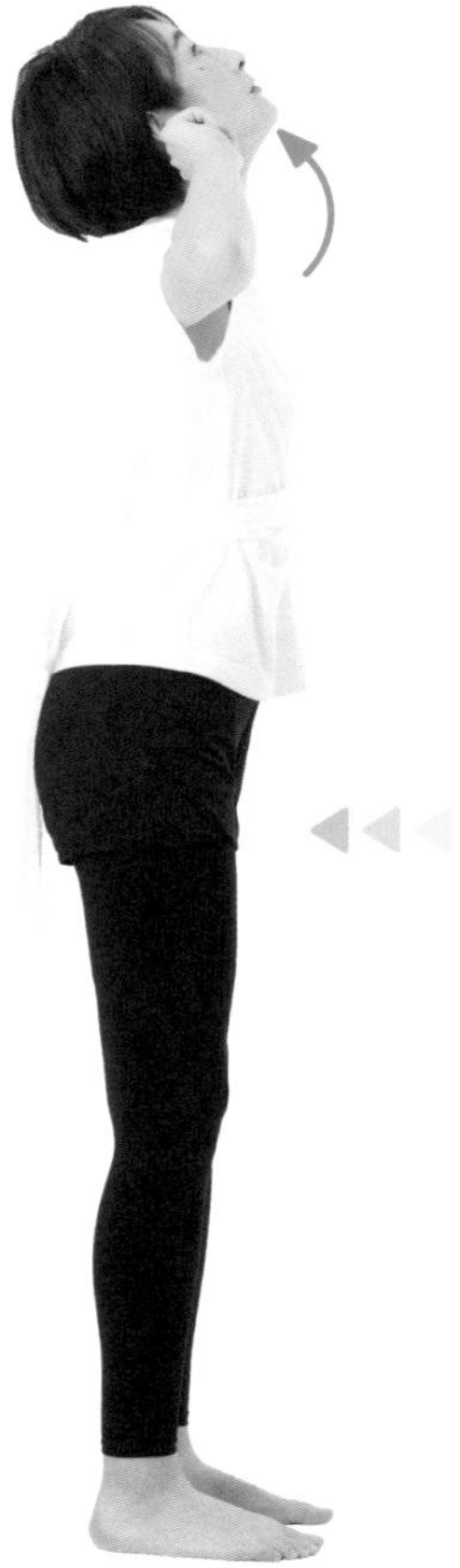

\ POINT /

人さし指を耳の後ろに当て、斜め後ろに引き上げるようにするとやりやすい

4章

背中をゆるめる「歩き方」

背中の筋肉をたくさん使って歩きましょう

私がこの本で一番お伝えしたいのが、この章でお話しする「歩き方」です。**ただ歩くだけで良いのです**。

大股で早歩きするウォーキングや、1本のライン上を颯爽と歩くモデルウォークなど、疲れる歩き方は一切する必要がありません。

ポイントはたった一つ。**背中の筋肉を使って歩く**ことです。

私が街中やレッスンで拝見する限り、からだの前側だけを使って歩いている人がとても多いです。歩くとき、人は前へ前へと足を進めていくので、背中のことなど意識していません。でも、「背中！　背中！」と、背中を意識して歩いてみてください。背中に意識を向けるだけで大きく変わります。

背中の筋肉を使って歩くことができると、それだけで背中が勝手にゆるん

できます。いつもと変わらない日常の動作が、マッサージや整体に通う効果に匹敵するようになるからです。歩きながら、背中の筋肉をたっぷりと動かすのはとても心地よい感覚で、一度覚えたら忘れられなくなるでしょう。

私自身、何十年も苦しんできたひどい肩こりと頑固なぽっこりお腹が、背中を使って歩くようになってすんなり解消しました。

「背中の筋肉を使って歩く」というのは、具体的には**「上半身と下半身の筋肉を後ろに集めながら歩く」**ということです。こう説明すると、なんだか難しそうですが、心配しないでください。

上半身は腕のふり方をほんの少し変えるだけで、下半身は脚の動きを意識するだけなので、とても簡単にできます。

この本でこれまでお話ししてきた大切なポイントが、歩き方にはすべて含まれています。**背中をゆるめ、背中を動かし、重心を上げ、正しい姿勢をキープする**こと。もちろん、余計な力を込める必要は一切ありません。

20秒ほぐしを2週間続けましょう

腕のふりで背中（＝上半身）の筋肉を動かし、脚の動きで背中（＝下半身）の筋肉を動かしましょう。

腕は前にふらず、後ろにふります。腕の後ろ側の筋肉を使って腕をふり、みぞおちから上の筋肉を、背中側に集めていきます。

脚は、「重心の移動」を意識しながら動かします。お尻や太ももの筋肉をしっかり動かしながら、後ろに集めることができます。筋肉は自然に動いてくれるので、お尻にキュッと力を入れる必要はありません。

最初の1週間で腕のふり方を身に付け、次の1週間で脚の動きをマスターします。まずは「腕だけ」「脚だけ」に意識を集中させ、感覚を覚えてください。

2週間続けたら、腕と脚を同時に動かしながら、歩き出してください。

1日20秒　2週間で歩き方が変わる！

STEP 1

最初の1週間
腕をふる

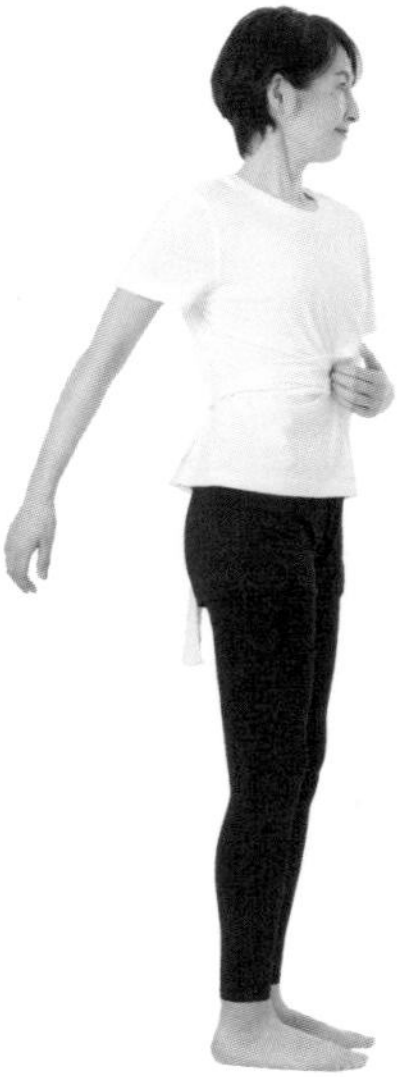

次のことに気をつけて、腕のふりを覚えましょう。

- 後ろにふる
- 小指側を意識してふる
- みぞおちから、体をひねりながらふる
- 脇を入れてふる

STEP 2

次の1週間
脚を動かす

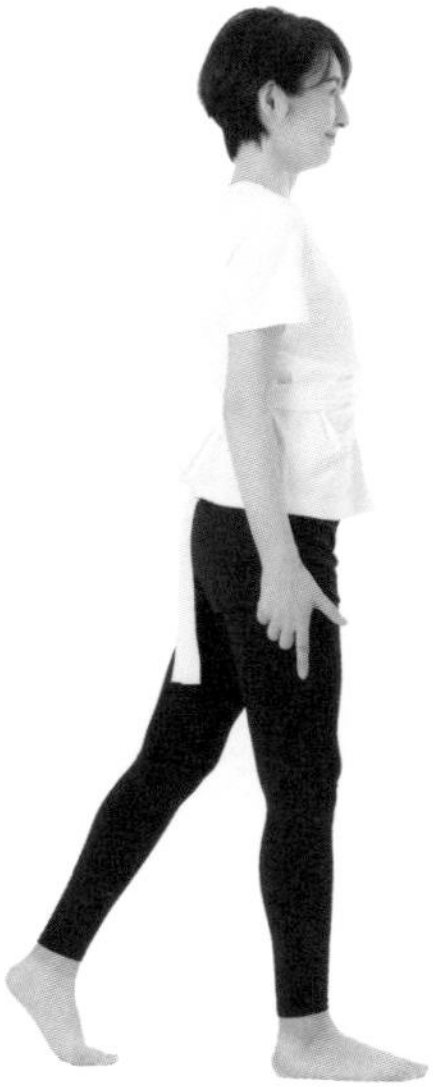

次のことに注意して、脚の動きを覚えましょう。

- 後ろ足から前足にまっすぐ乗る
- 足を出すときに、そけい部を前に出すことを意識する
- 重心を上げることを意識する

20秒ほぐし 1

腕のふり方

腕の動きが自然に変わる

最大のポイントは、腕を“後ろ”にふること。
60ページの「手のひら返し」をしてから始めましょう。

1 いいバランスで立ち、小指と薬指を軽く曲げます。

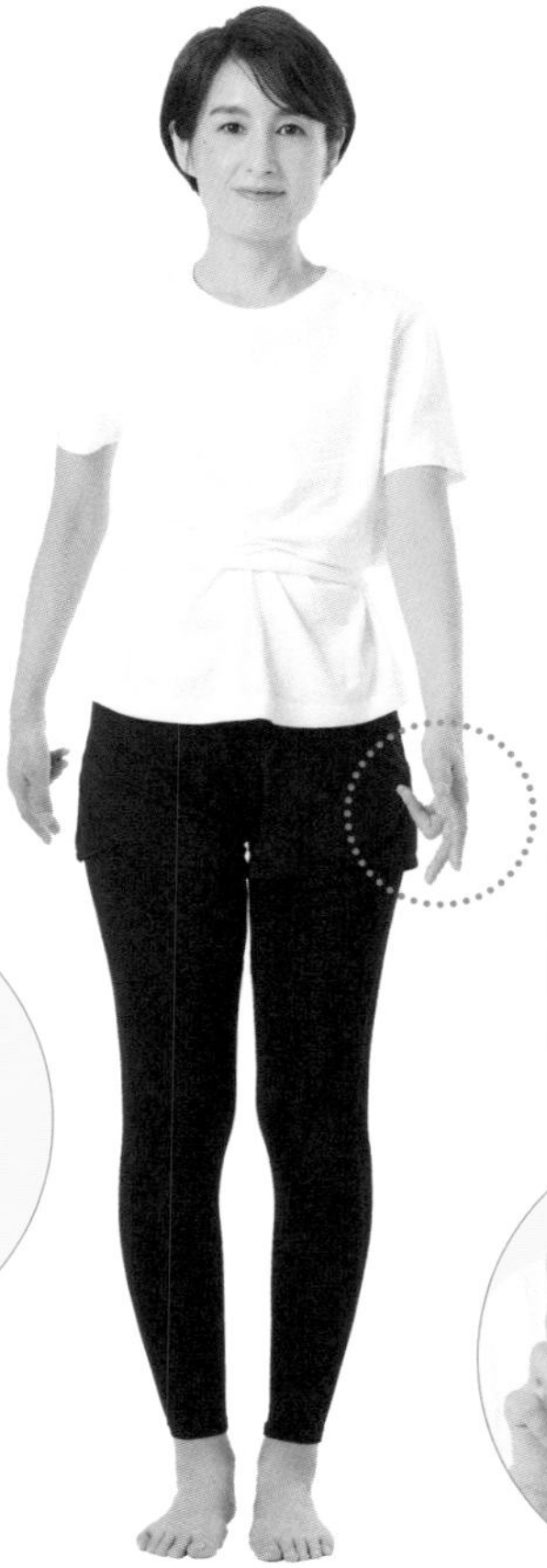

脇を外にひねり、逆の手で脇の下の肉をバストに寄せます。

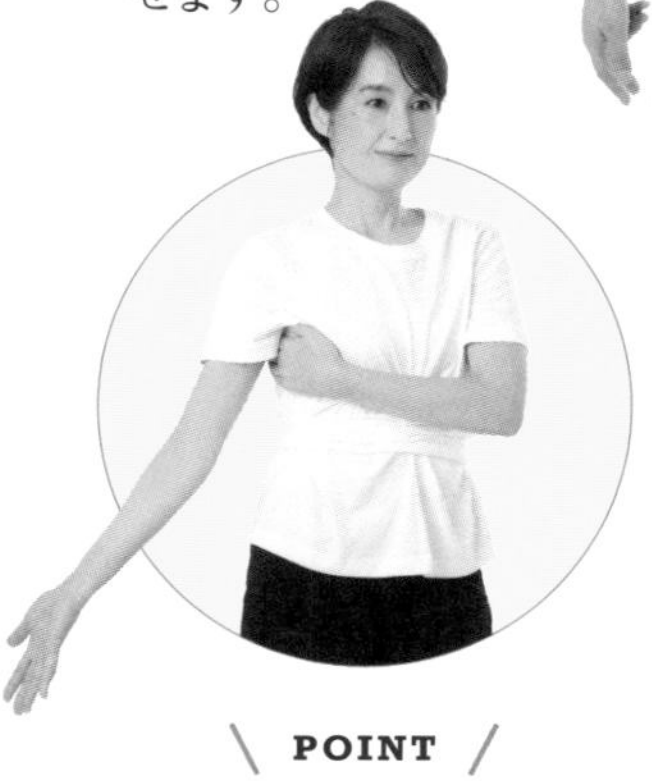

\ POINT /

脇を入れてふる

\ POINT /

小指と薬指を曲げることで腕の後ろ側を意識できる

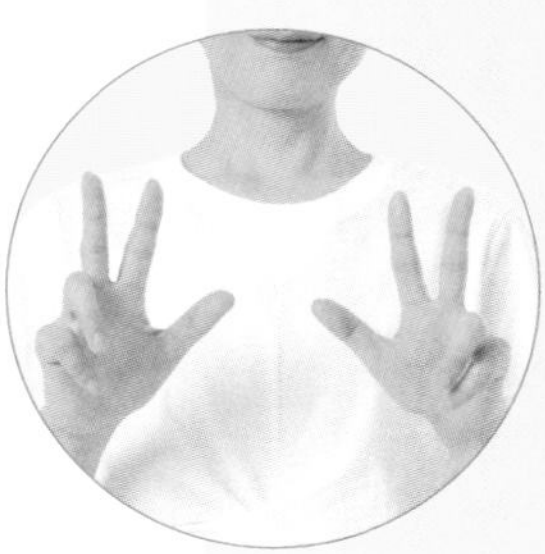

＼ **POINT** ／

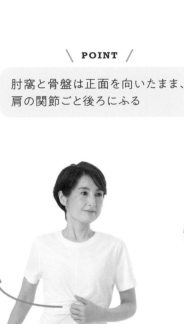

肘窩と骨盤は正面を向いたまま、
肩の関節ごと後ろにふる

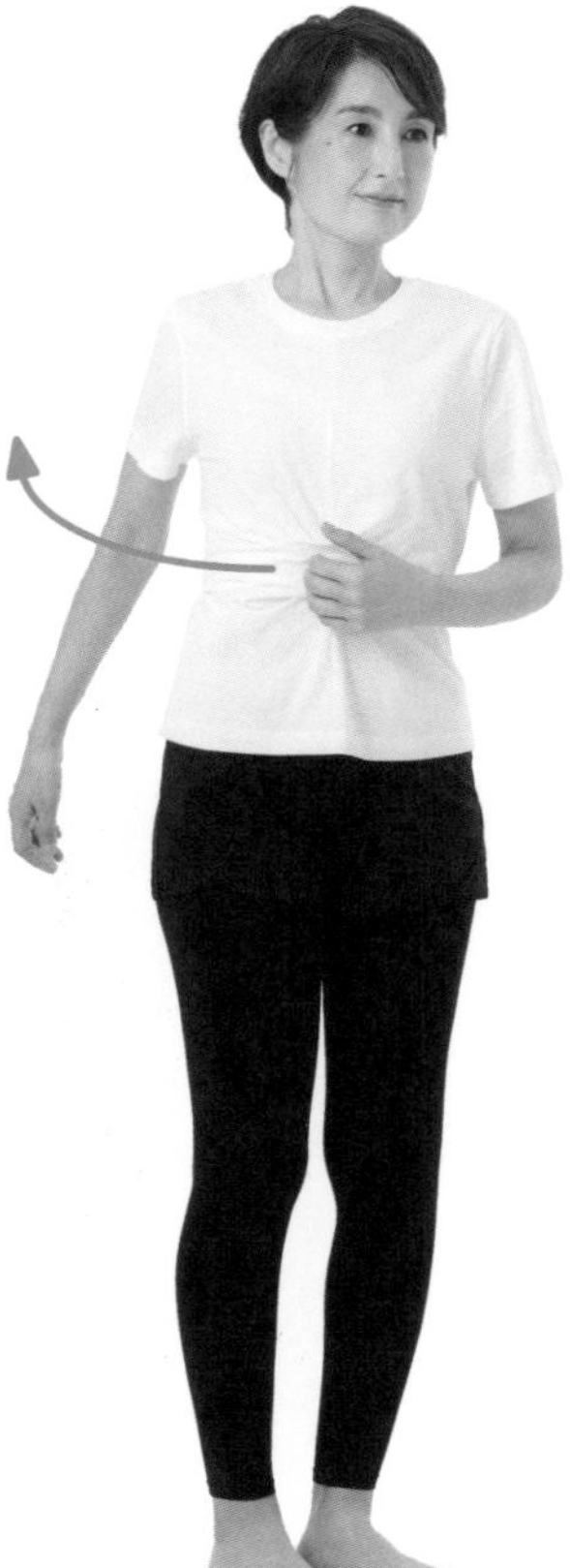

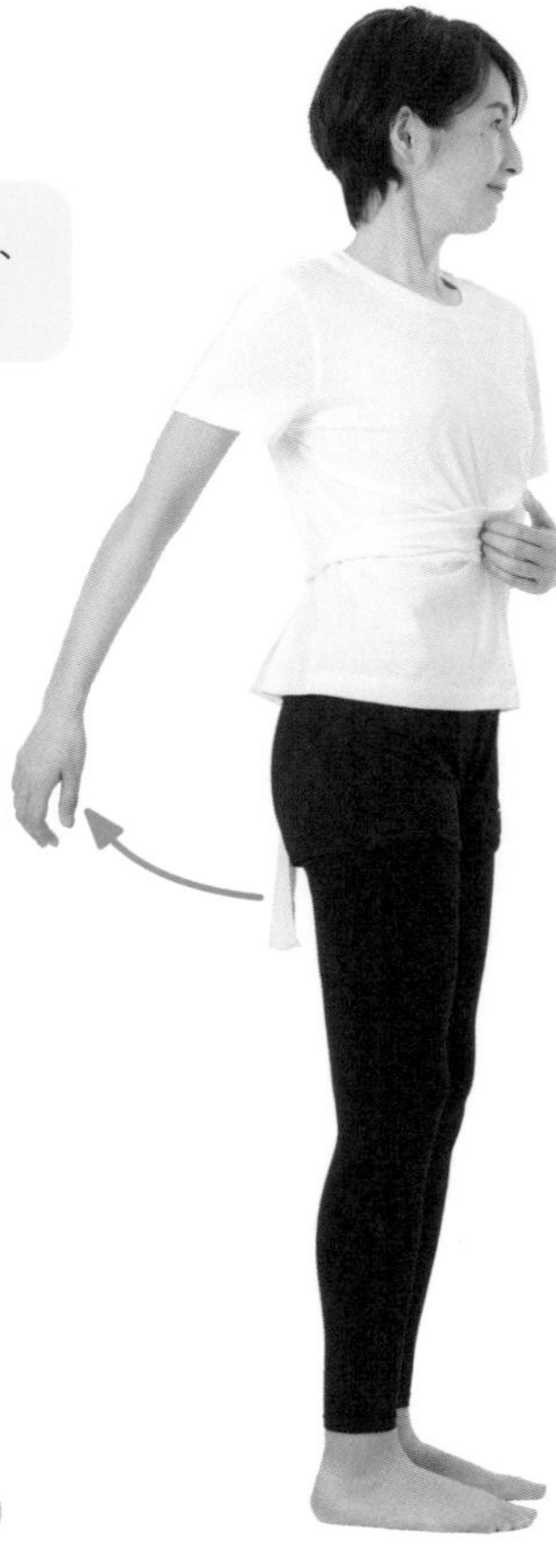

2

**みぞおちに手を当て、
みぞおちを中心に体をぐっと
後ろにひねるようにして、
腕を後ろにふります。**

もっと簡単に！
腕をふる練習

意識して腕をふることが難しい場合は、手を添えてふることから始めてみましょう。肩の力みが取れて腕をふりやすくなります。

1

右の二の腕を反対側の左手でつかみ、右腕全体を外側にひねって、手首はラクに戻します。

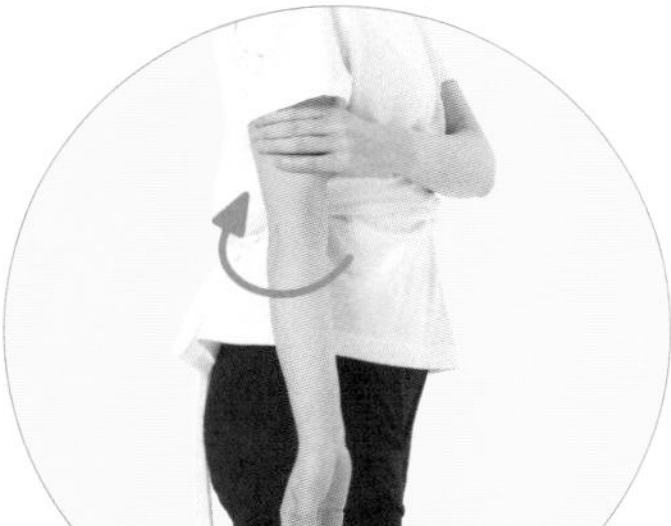

横から

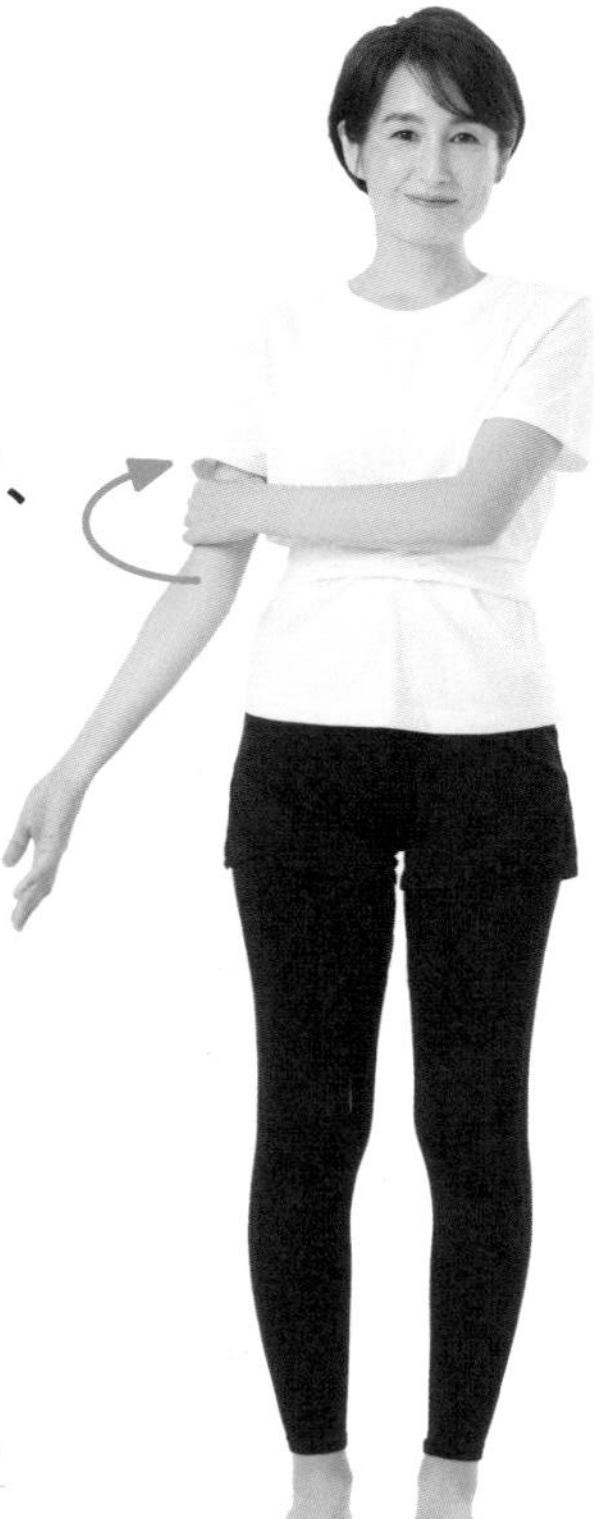

2

左手で右のひじをグンと押して離します。逆の手も同じようにします。

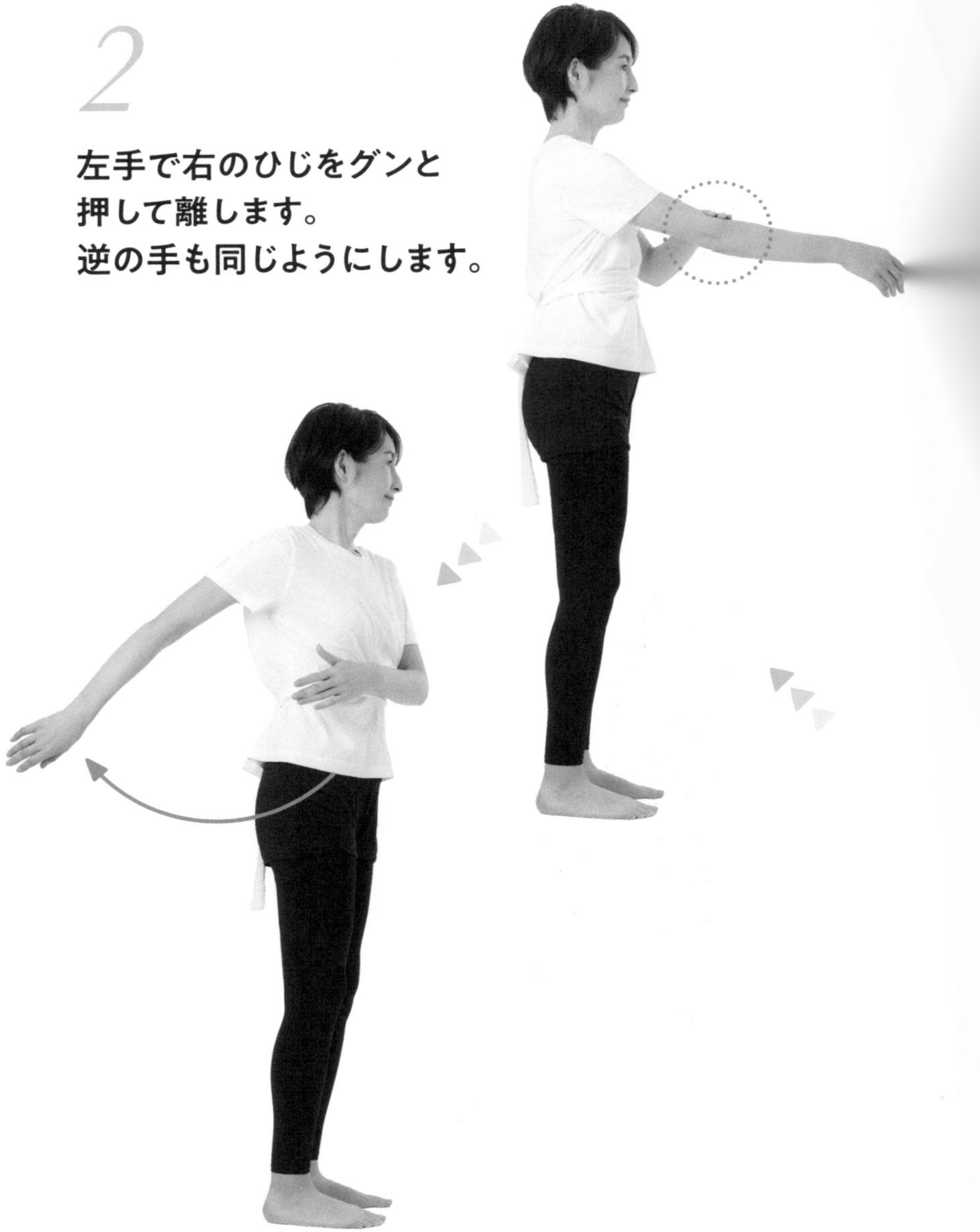

20秒ほぐし

歩き方

2

脚の運びが自然に変わる

前に出した脚に体をまっすぐ乗せ、体重を
移動させます。重心の移動を意識して行いましょう。

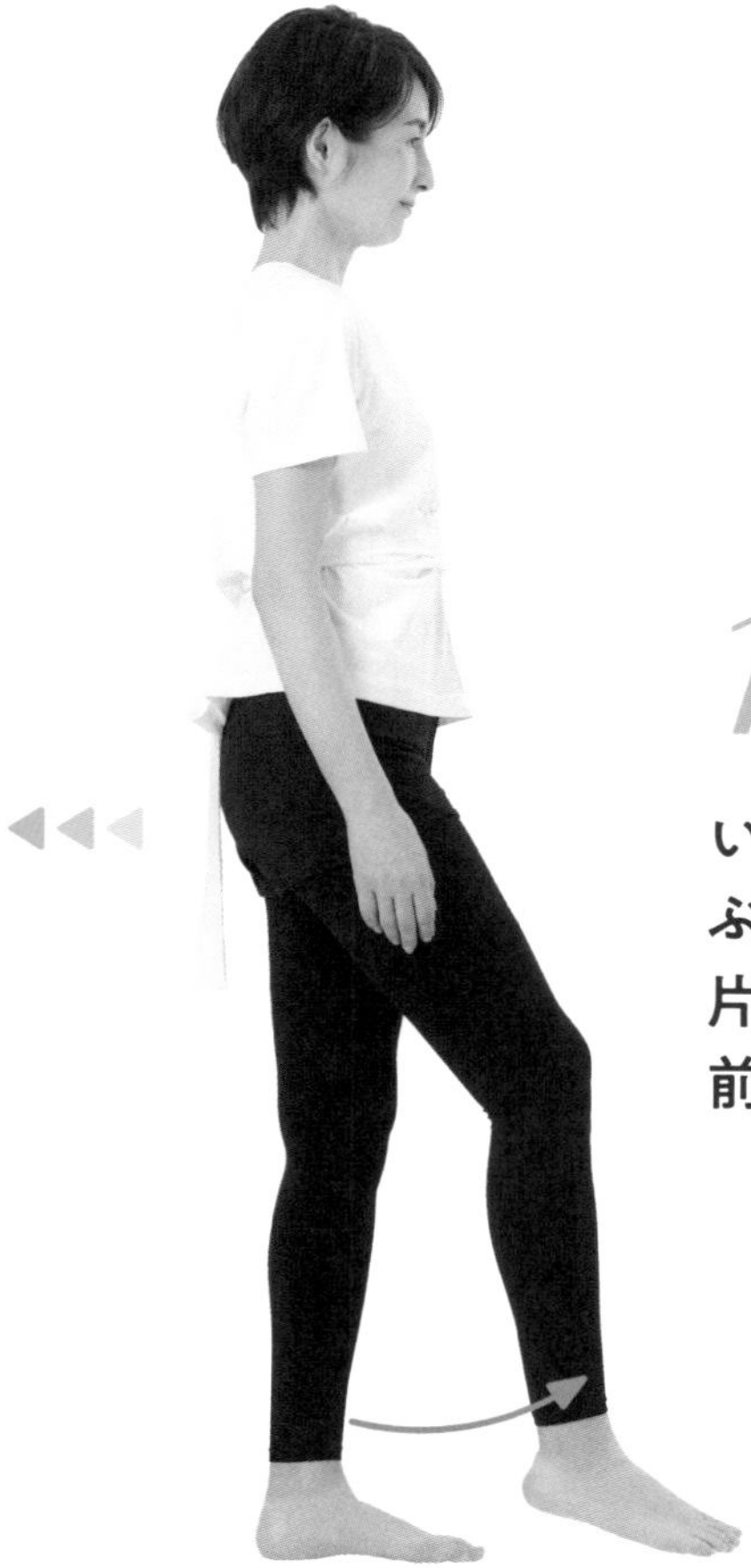

1

**いいバランスで立ち、
ぶらぶらの状態で
片方の脚を
前に出します。**

2 かかとから着地し、足の裏全体を使って重心を移動し、体を前脚に乗せます。

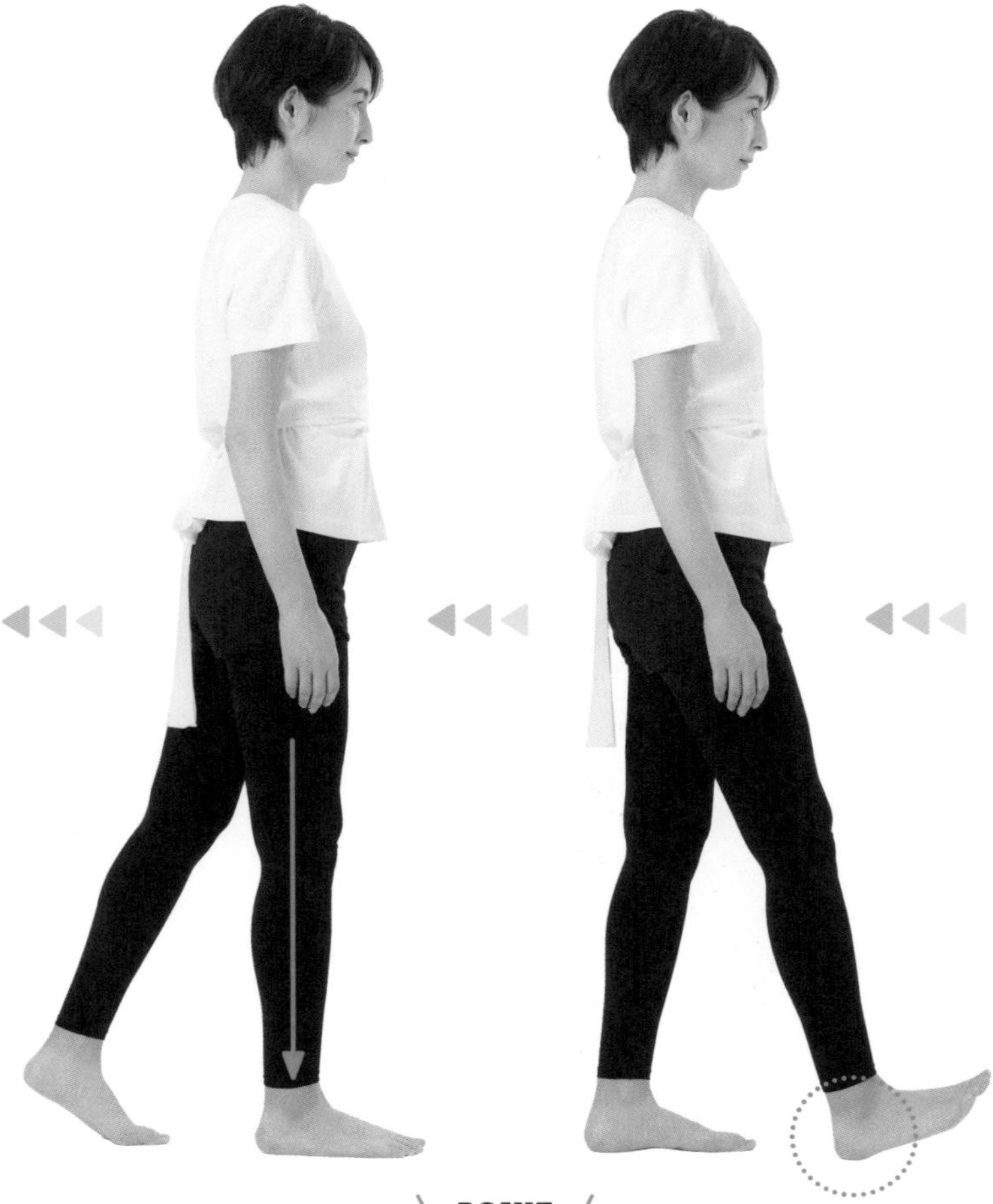

＼ **POINT** ／

足首の真上に腰がくるように、前脚にまっすぐに乗る

注目!

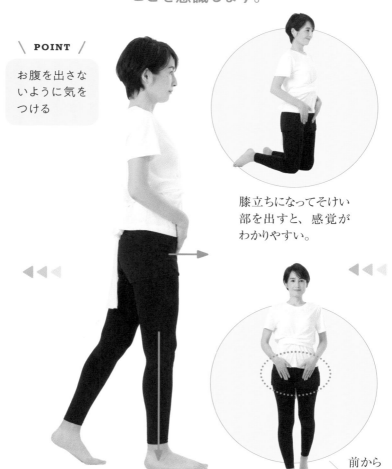

このとき、 そけい部を前に出すことを意識します。

\ POINT /

お腹を出さないように気をつける

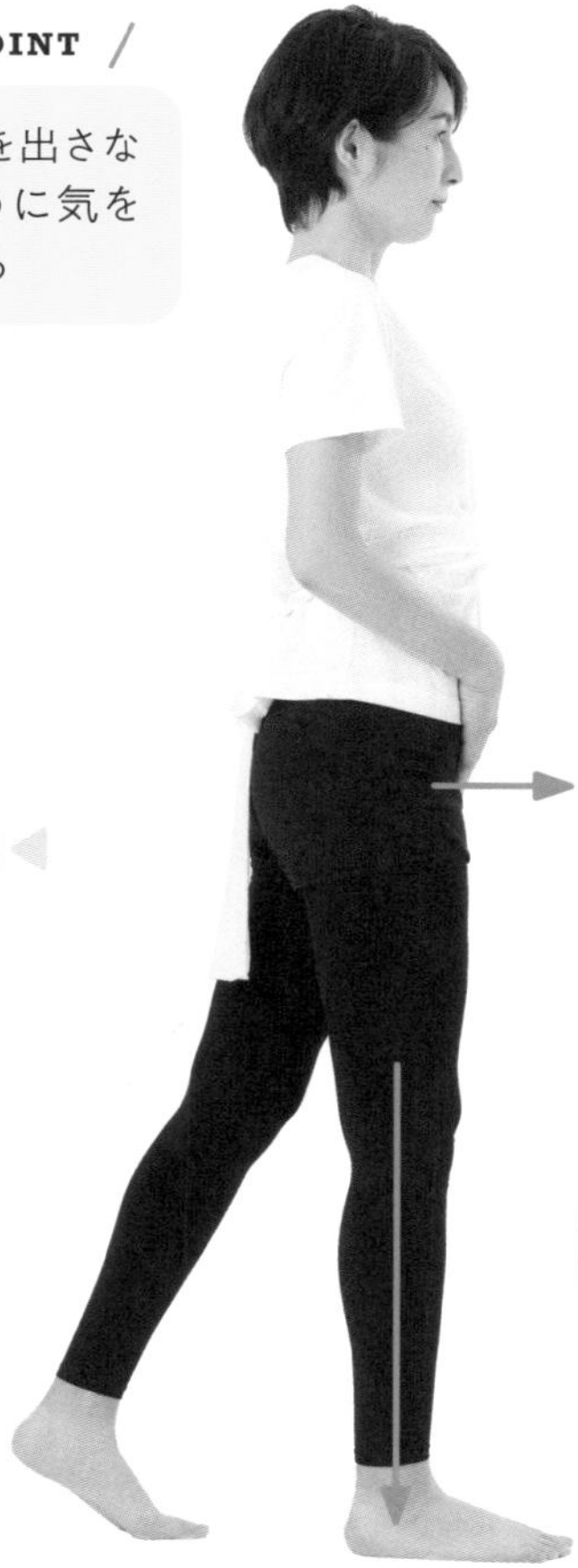

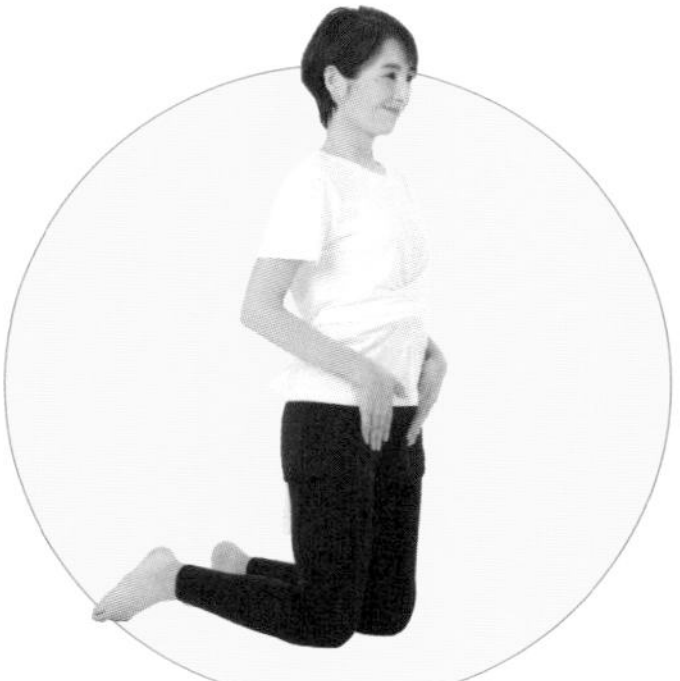

膝立ちになってそけい部を出すと、感覚がわかりやすい。

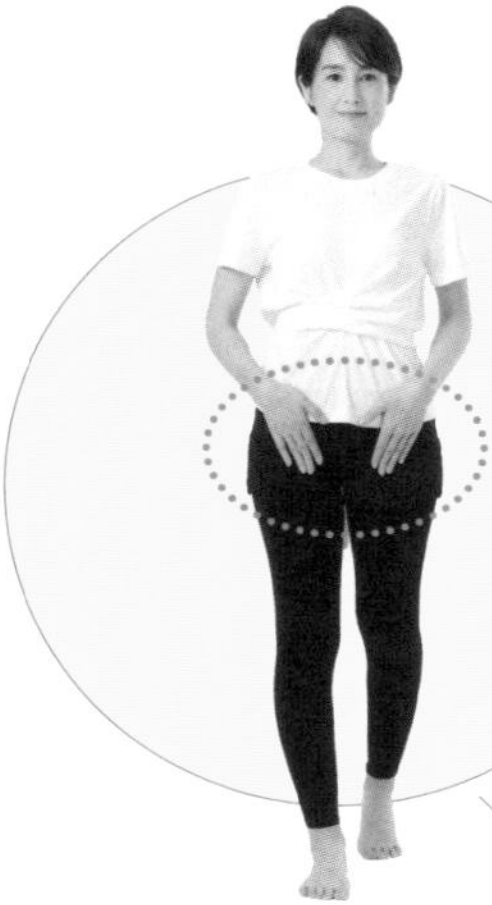

前から

注目！

このとき、 重心を上に上げることを意識します。

腕を上げながらでもOK！

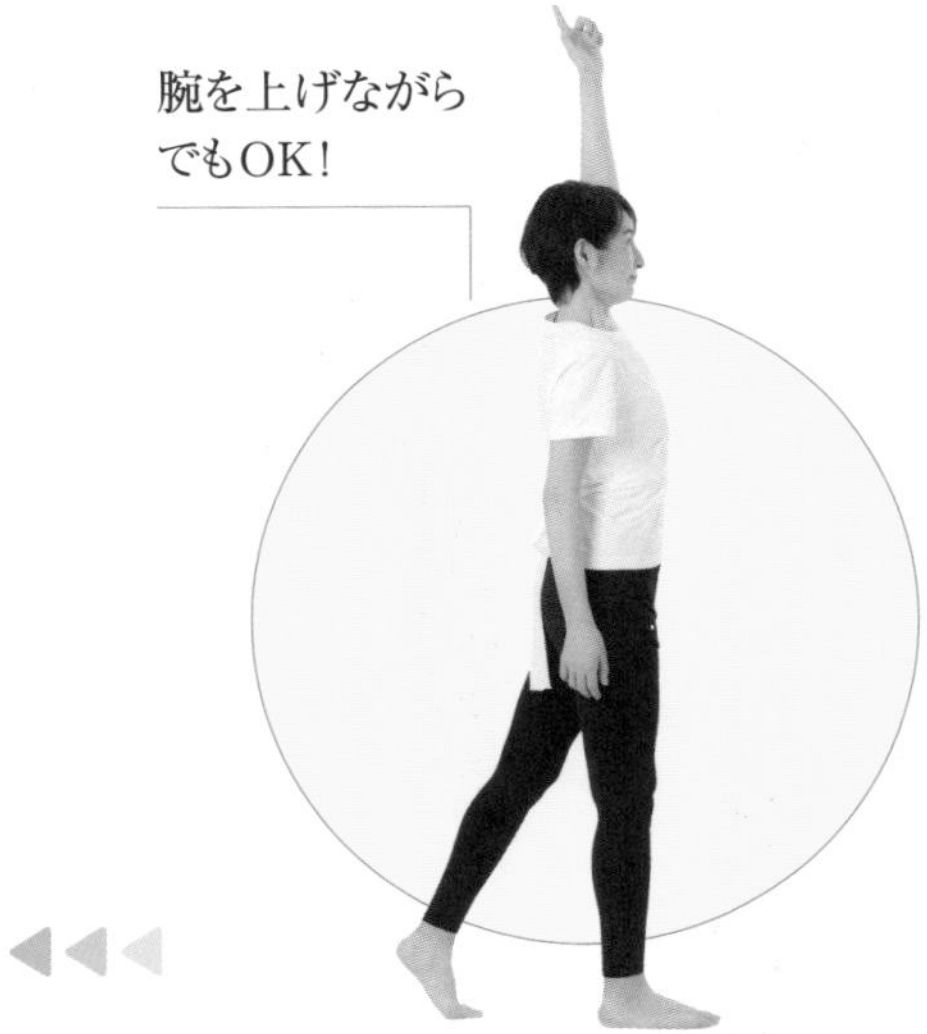

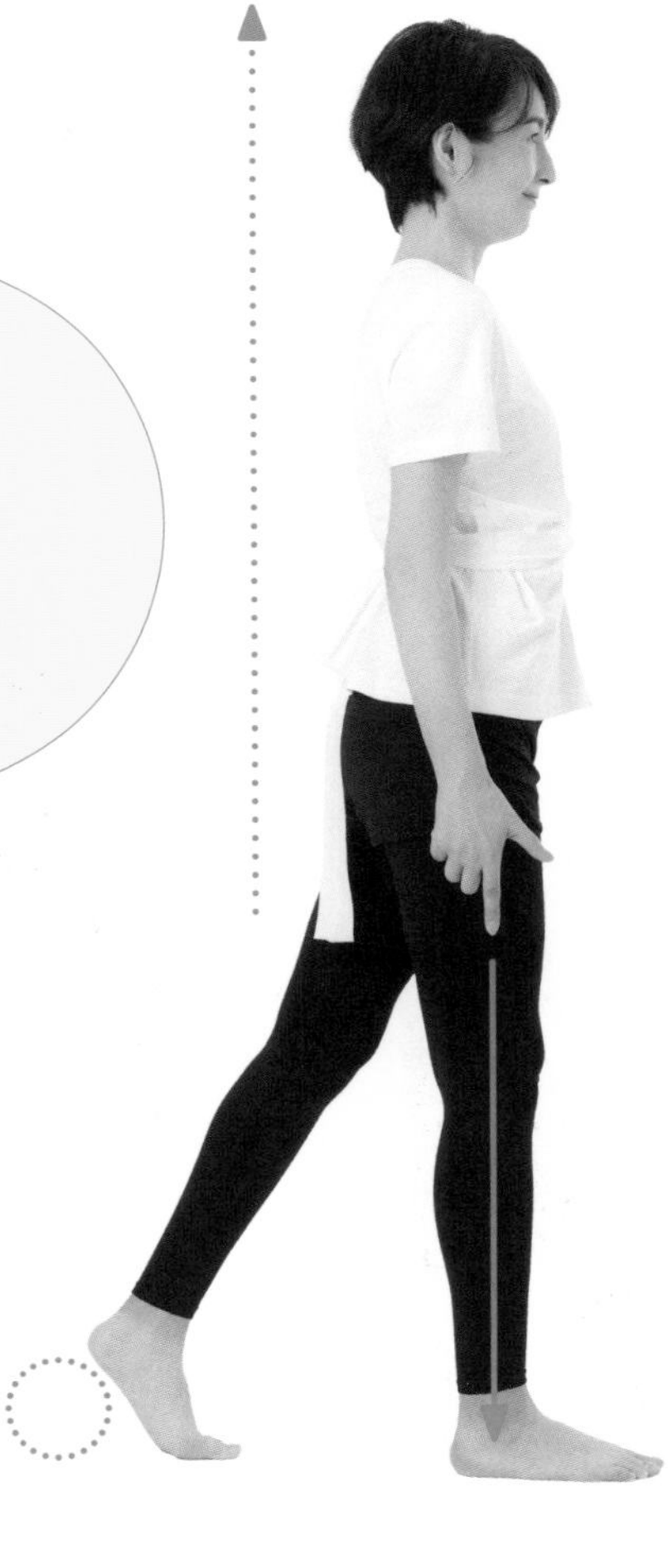

POINT

みぞおちを上に上げることを意識する

POINT

後ろに残った足は自然につま先立ちになる

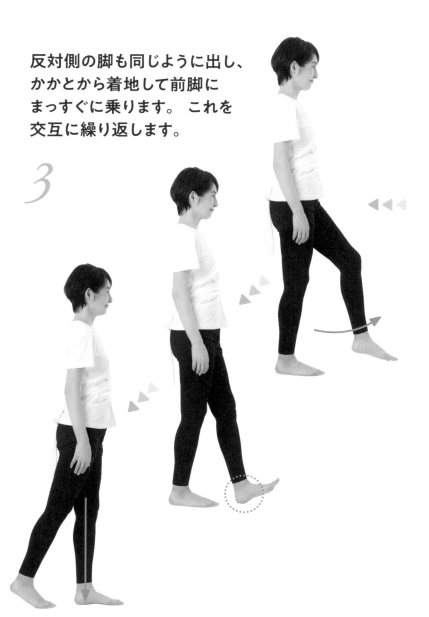

反対側の脚も同じように出し、かかとから着地して前脚にまっすぐに乗ります。 これを交互に繰り返します。

3

歩き方別

背中をゆるめるポイント

普段の何気ない移動から、健康のために行うウォーキングまで。シーン別に気をつける点をまとめました。

意識的なウォーキング

無理なく会話ができ、心地よく心拍数が上がる程度のスピードで行うといいでしょう。

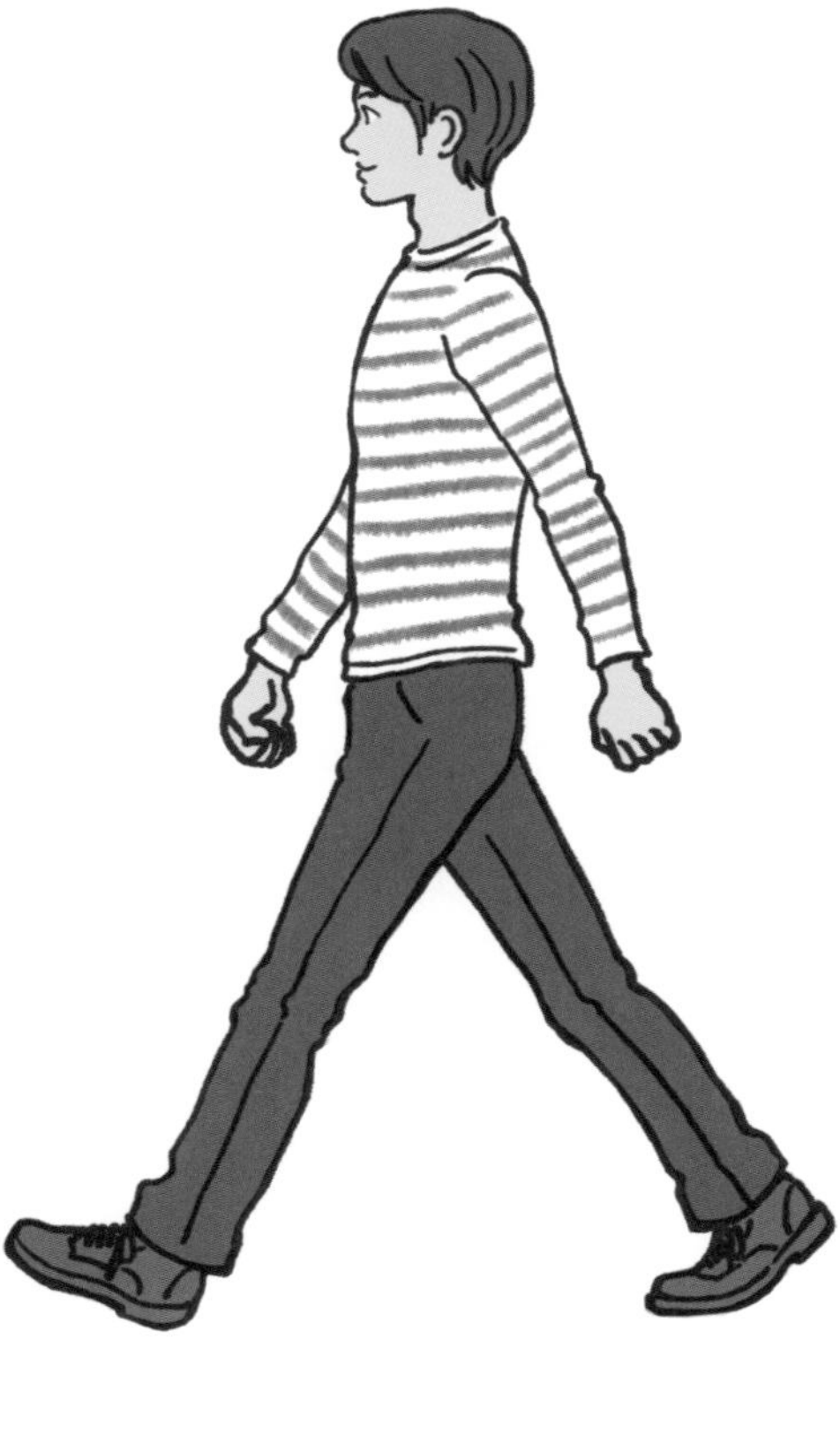

荷物を持って歩く

バッグを肩にかけるときは、小指側でしっかり握って荷物を持つと、肩が前に引っ張られるのを防ぎます。適度に左右で持ち替えましょう。

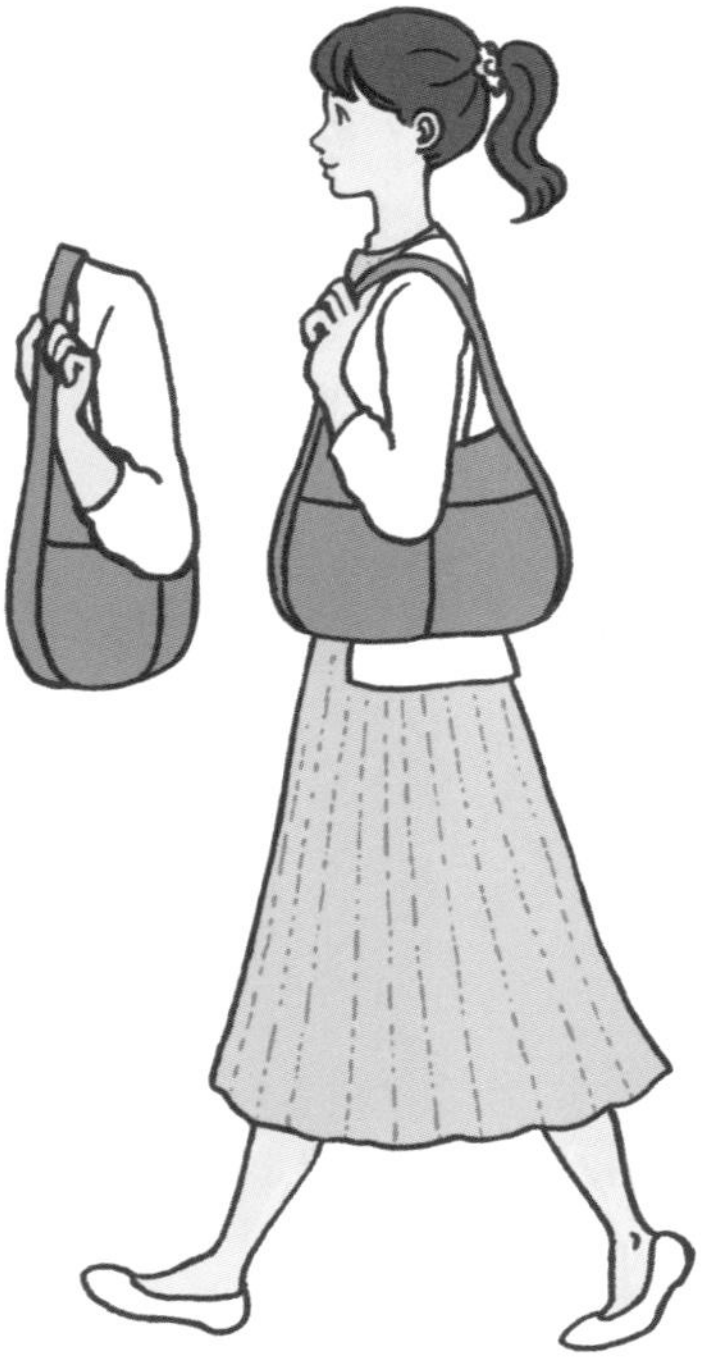

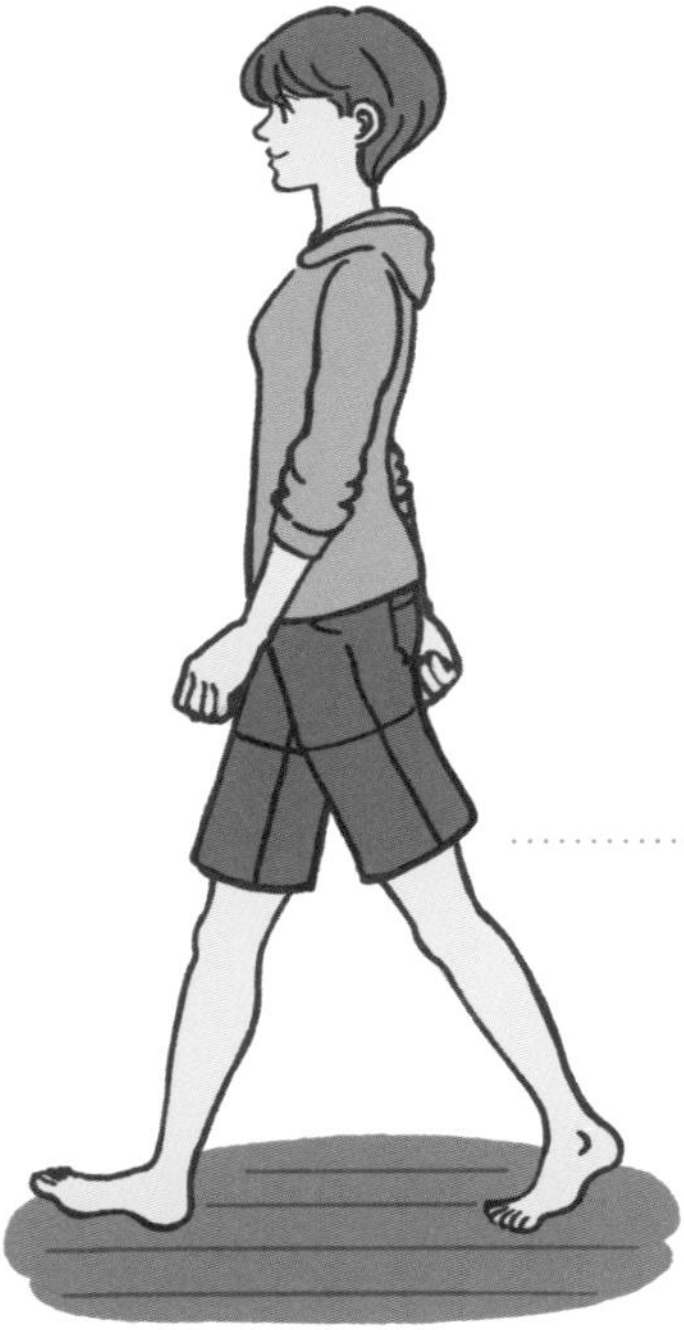

家の中や
オフィスでの移動

106ページの歩き方と同じでいいですが、家の中では、余計な力が入らない裸足がオススメです。

5章

背中をゆるめると人生が変わる

現代人の体に〝ゆるさ〟が必要な理由

現代はとても特殊な時代です。なぜなら、**人類の歴史の中で、今ほど人が歩いていないことはない**からです。

大昔の人類は、食料をとり、水を確保するために歩いていました。時代が進んで江戸や明治のころも、今のようには電車や車がなかったので、人は生活のために頻繁に長い距離を歩いていました。

それに比べると、現代は歩かなくても十分暮らしていけます。そのために、**本来は動かせるはずの人の体が、動かせていない**のです。

便利さや快適さは否定されるべきものではありません。でも、「動かせていない」「固まっている」状態にあるということを、まずはしっかり認識してください。人間の本来の状態ではないのです。

体はもちろん、心も同じです。人は、動くことによって、幸せホルモンと呼ばれる「セロトニン」が増加し、逆にストレスホルモンと呼ばれる「コルチゾール」は減少します。慢性的に動かない状態が続くことで、睡眠障害やうつなどのストレス疾患を呼び寄せやすくなります。

そうでなくても、科学技術が進歩したがゆえに、人は時間に追われ、覚えるべきことも増え、タスクも細分化されて多様化しました。非常にストレスフルな時代と言えます。**筋肉を動かし、ゆるめることを軽視すると、すぐに心もこり固まってしまう**のです。

長い距離を歩く必要はありません。でも、立って、座って、歩くという、人としての基本動作を見直すことで、便利さを享受しながらも、**体や心を「本来の自然な状態」に近づけていく**ことはできるはずです。

今だからこそ、意識的に体をゆるめ、心もゆるゆるとした状態にすることが、求められているのだと思います。

“ゆるフニャ”思考が幸せのコツ

背中がゆるむとコリや痛みから解放され、さまざまな不調が改善されます。これは大きなメリットですが、最大のメリットは、**体がゆるむことで心にゆとりが生まれる**ことかもしれません。

自律神経のお話でも触れましたが、**筋肉の緊張がゆるんでリラックスすることで、心の緊張状態も解けていく**からです。

背中が固かったころの私は、「ない」世界の住人でした。足りないものを埋めるために、いつも何かを足すことに必死でした。はくだけでやせるスパッツや飲むだけでやせるコーヒーなど、たくさんのものを買いました。ジムやヨガやピラティスにも通い、筋トレやストレッチ、食事制限に励みました。それでも一時的にしか効果を実感できず、体重は減ってても筋肉はアンバランスで不健康。いつも自信を持てずにいました。

今では人前でレッスンを行ったり、大勢の人を前に講演をしたりしていますが、昔の私を知っている友人たちは、とても驚いています。昔は、リーダーになって発信するようなタイプではなかったからです。

背中をゆるめると、自然と心がフニャ〜ッとゆるんで、**今の自分を認められるようになりました。**自分という軸ができるので、他人と比べる必要がなくなり、満たされてきて足すことをやめました。**自分のことも相手のことも許せるようになり、すべてに対して心の底から感謝の気持ちが湧き上がってきました。**

私は「ない」世界の住人から、「ある」世界の住人になることができました。そして世界がガラリと変わりました。「ある」が腑に落ちると、今手の中にあるものを見直すことができるようになります。自分の中の些細な変化を見つけ、自分を祝福できるようになったのです。

肩が軽くなってきたかも！

イライラしなくなってきたかも！

自分にしかわからない小さな変化をいちいち喜ぶ。とても幸せなことです。その幸せの気持ちが、継続のモチベーションになります。**「いいこと探し」が上手な人ほど、変化のスピードも速い**のです。

もし小さな変化を誰かに話したくなったら、ぜひ私にご一報ください。変化を教えてもらうことは、私にとって、とても嬉しいことです。

「どうしても力が入ってしまう」という人は、**「フニャ〜」「ふーっ」などの力みがとれる言葉を口に出してみてください**。不思議なもので、力を入れながらこの言葉は言えないのです。言葉の力を借りることで、自然と力が抜けてラクになる感覚を覚えていただけるでしょう。

体も心も、固くなりそうになったら、すぐゆるめる。

このことを意識してみてくださいね。

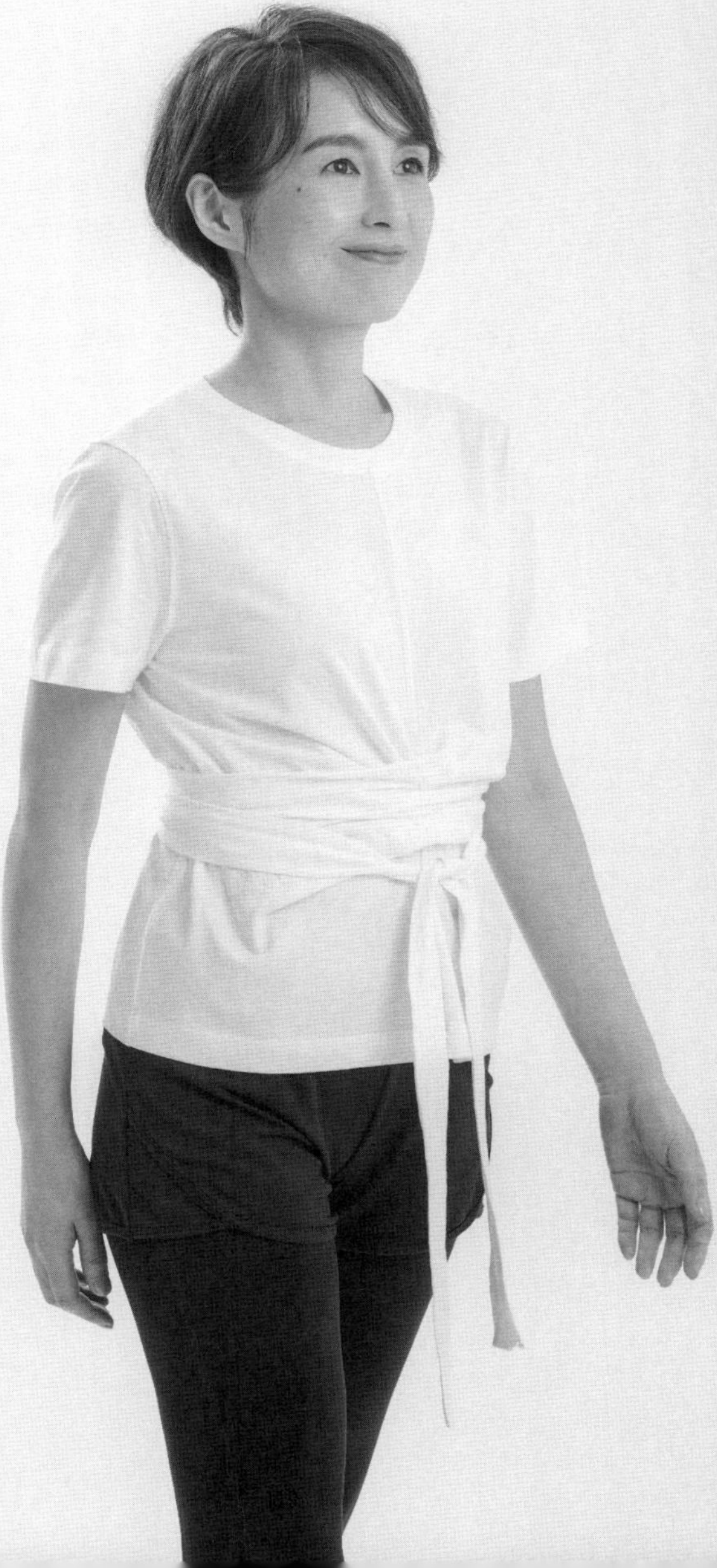

背中がゆるむと人から信頼される

背中がゆるむと、人間関係がスムーズになります。


たかが姿勢、と侮ってはいけません。

私は専門学校や大学の就職活動対策として、姿勢や歩き方のお話をさせていただく機会があります。そこでよく話すのですが、人への印象は、会った瞬間にある程度決まってしまいます。

猫背や巻き肩だと、頼りなさそうで、だらしなさそうな印象を与えてしまいます。首が前に出て顔が大きく見えるので、良い印象ではありません。

かといって、ビシッと胸を張っていると、いかにも自信にあふれていそうですが、実は目に見えない緊張感を生み出してしまうので、お互いに疲れやすくなってしまいます。何より、自然体ではありません。

ラクで心地よく、自然と胸が開いている姿勢が、落ち着いた印象を与えます。**余計な力が抜けている人と一緒にいると、人は心地よさを感じます。**

「この人と一緒に仕事をしたい。この人に任せたい」
「この人と一緒の時間を過ごしたい」

信頼される人は、立ち姿から心地のいい雰囲気をまとっています。

それは、営業やプレゼンテーション、ご近所、友だち付き合いなど、人間関係全般に言えることです。最近はオンラインでの面会も増えていますが、オンラインだからこそ、姿勢が与える印象はより強くなります。

背中をゆるめるメリットのもう一つが、自然に笑顔になることです。

背中が固いと、自分では笑っているつもりでも、顔の筋肉がひきつって不自然な笑顔になっていたり、笑っているように見えなかったりします。

心地よさは、伝染するものです。まずは自分が心地よい状態になってください。それが、周囲の人に安心感や心地よさを与えることになるのです。

体が元気になると、もれなくキレイがついてくる

書店にあふれている姿勢や歩き方の本は、「美しさ」を目指しています。キレイに見える立ち姿、美しく見せる歩き方を追求しています。でも、この本でお話ししてきた姿勢や歩き方は、美しく見えることが目的ではありません。なぜなら私は、**健康でないと美しくなれない**と思っているからです。

ここで言う「健康」とは、「病気ではない状態」のことではありません。人は誰しも、予期せぬ病気にかかってしまうことはありますし、病気とともに生きていかなければならないこともあります。

私が目指す「健康」とは、体と心が心地よい状態にあり、元気な状態であることです。背中をゆるめ、筋肉への負荷や内臓への負担を減らし、血流やリンパの流れを良くすることで、基礎代謝が上がり、免疫力も上がります。

老廃物の排出がしやすい体質になり、便秘の解消につながります。動かせる筋肉が格段に増えるので、やせやすい体になっていきます。このように、自分の体と心が「心地よい」と思える状態が、健康な状態なのです。

健康になると、勝手にキレイになります。

美しさは求めるものではなく、結果としてついてくるものなのです。

若さも同様です。若く見せることを追求するのではなく、**健康になることで、結果として若返る**のです。自分が心地よい状態を求めることによって、日常のちょっとしたしぐさに軸が生まれ、はつらつとして見えるのです。

「年齢よりも若く見られたい」という欲求は自然なものです。もし見た目を気にしてアンチエイジングにあれこれと投資されているようなら、姿勢と歩き方を改めることにも目を向けてください。

背中をゆるめ、姿勢や歩き方を改めることは、最大のアンチエイジングです。しかも**即効性がある**のも嬉しいポイントです。

背中がゆるむとオーラが変わる

人は誰しも、自分の中にある光＝オーラを持っています。

オーラというとスピリチュアルな話に聞こえるかもしれませんが、特別なことではありません。私は、その人が発するエネルギーや、まとっている独自の雰囲気などを指して「オーラ」と呼んでいます。

背中が固く、思考がこり固まっていると、無意識のうちに自分にブレーキをかけてしまいます。力を入れて疲れてしまい、「どうせ私なんて」というあきらめの思考に傾きがちです。この状態のとき、オーラはよく見えません。

背中をゆるめ、囚われていた価値観やしがらみから自由になることで、自分にかけていたブレーキを外すことができます。自分の中にしっかりとした軸ができるので、他人や社会の価値基準ではなく、「自分は自分でいいんだ」と、ありのままの自分を認められるようになるのです。**ラクで自然な姿は、あなたの本来のオーラを自然と引き出し、オーラは光り輝きます**。

この本は、「体の不調を改善するノウハウ」にとどまらず、あなたの生きる姿勢や人生の歩み方までも含め、プラスの影響を及ぼせるものになると信じています。体も心も自由になって、小さな一歩を踏み出せるように……。

背中がゆるんでラクになると、他の誰でもなく、**「自分の背中」が、自分自身を後押ししてくれる**のです。

人の体は、何歳になっても「変わり代《しろ》」があります。私も40代になって初めて、変わることができました。私の教室でも、60代や70代で変化を実感されている方も多くいらっしゃいます。これからの人生で一番若い、「今」＝今日から取り組んでください。

歩くことは一生続きます。楽しく、心地よく歩き、あなた自身のオーラを放ってください。

おわりに

歩き方を変える前、私は「歩く」＝「しんどい」「疲れる」ことだと思っていました。徒歩3分のコンビニに行くのでさえ車で行っていたほどです。だからこそお伝えしたいのが、「無理してたくさん歩かなくてもいい」ということです。車での移動が欠かせない人、雪国で外を歩く習慣があまりない人でも大丈夫です。

私は、家の中やお店の中を少し歩いたり、キッチンに立ったときやエレベーターを待つ間などに、立ち方を含めた日常動作を見直すことだけをくり返していました。それだけで腰痛が消え、スタイルがどんどん変わっていくことを実感したのです。「どれだけ」歩くかよりも、「どう」歩くかがとても大事だと感じました。

運動することが体に良いということはわかっていても、体がしんどくて動こうと思えない、時間がなくてできない、という人は、本書でご紹介していることが何か一つでもできたら「良し」として、無理も我慢もなく楽しく続けていただきたいと思います。

これまでに多くの方の歩き方を見て、自分の脚で歩くことと人生を歩むことはつながっているなと感じています。歩き方には生き方が出ます。量よりも質が大事なのは、人生も同じ。「どれだけ」生きるかよりも「どう」生きるかのほうが大事だと思うのです。

私が大好きな歌手「ゆず」の名曲、『栄光の架橋』という曲の中に、「悲しみや苦しみの先に、それぞれの光がある」というフレーズがあります。

今の世の中、悲しい出来事やニュースが多いですが、私たちはみんな、幸せの光に向かって歩いています。その一歩一歩の積み重ねが未来を作ります。歩くことは自分を生きること。どうせ歩くなら、楽しく心地よく歩きませんか？

体も心も自立して、ご機嫌に歩く人が増えることを心から願っています。

あなたが、栄光の架橋を渡れますように……。

最後に、プレジデント社の桂木栄一さん、編集担当の宮下舞子さん、大西史恵さん、ブックオリティ出版ゼミ学長の高橋朋宏さん、理学療法士の宇治村信明先生、その他たくさんの皆さまのお力添えをいただき、この本が完成しました。心から感謝申し上げます。

LINEご登録で
各種動画を
プレゼント！

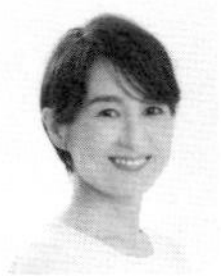

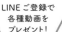

著者紹介

犬飼奈穂（いぬがい　なほ）

「しんどい」を「楽しい」に変える歩き方コーチ。「ORO（オーロ）ウォーキングスタジオ」代表。「オーラをまとう歩き方レッスン」主宰。愛媛県松山市出身。あらゆる動作の基本となる日常の姿勢と歩き方の大切さを痛感し、自身の経験に理学療法士から学び得た知識を加えて歩き方の独自メソッドを確立。「正しい歩き方」ではなく、「心地よい歩き方」を探求し、余計な力を入れず、良いバランスで立ち、背中で歩くことを指導している。これまでに述べ6,000人以上に指導し、肩こり・腰痛、猫背、坐骨神経痛など、体が抱える数々の悩みを改善してきた。開催する講座やセミナーは1,000回を超える。きつい筋トレやストレッチなどの無理な運動も食事制限もすることなく、歩き方を変えるだけで、実践者が若返ったように見違え、わかりやすい説明と、無駄のない、すきま時間を活用したレッスンには定評がある。健康を取り戻すだけでなく、スタイルが自然に良くなり、夢に向かって一歩を踏み出す受講生が多い。人の背中を押すことが得意。現在は、パーソナルレッスンを中心に、国内外を問わずオンラインレッスンやセミナー講師としても活動中。ゆずの大ファンで、趣味は、ギターの弾き語り。

背中をゆるめると健康になる

2023年2月1日　第1刷発行

著　　者　犬飼奈穂
発 行 者　鈴木勝彦
発 行 所　株式会社プレジデント社
〒102-8641 東京都千代田区平河町2-16-1
https://www.president.co.jp/
電話　編集(03) 3237-3732
　　　販売(03) 3237-3731

プロデュース・構成　高橋朋宏
装幀、本文デザイン・DTP　鈴木大輔・仲條世菜（ソウルデザイン）
撮　　影　長谷川 梓
ヘア&メイク　遠藤芹菜
イラストレーション　イナアキコ
編集協力　宮下舞子、大西史恵
編　　集　桂木栄一
制　　作　関 結香
販　　売　高橋 徹　川井田美景　森田 巌　末吉秀樹　花坂 稔
榛村光哲
印刷・製本　萩原印刷株式会社

ISBN978-4-8334-2473-8　Printed in Japan